Epidemiologia

OBRA ATUALIZADA CONFORME
O **NOVO ACORDO ORTOGRÁFICO**
DA LÍNGUA PORTUGUESA.

Dados Internacionais de Catalogação na Publicação (CIP)
(Jeane Passos Santana – CRB 8ª/6189)

Bellusci, Silvia Meirelles
   Epidemiologia / Silvia Meirelles Bellusci. – 9ª ed. revista.
– São Paulo: Editora Senac São Paulo, 2013 – (Série Apontamentos).

   Bibliografia.
   ISBN 978-85-396-0426-5

   1. Epidemiologia I. Título.

13-159s   CDD-614.4

Índice para catálogo sistemático:

1. Epidemiologia : Saúde Pública   614.4

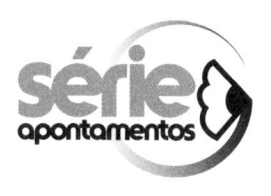

Epidemiologia

SILVIA MEIRELLES BELLUSCI

9ª edição revista

Editora Senac São Paulo – São Paulo – 2013

Administração Regional do Senac no Estado de São Paulo
Presidente do Conselho Regional: Abram Szajman
Diretor do Departamento Regional: Luiz Francisco de A. Salgado
Superintendente Universitário e de Desenvolvimento: Luiz Carlos Dourado

Editora Senac São Paulo
Conselho Editorial: Luiz Francisco de A. Salgado
  Luiz Carlos Dourado
  Darcio Sayad Maia
  Lucila Mara Sbrana Sciotti
  Jeane Passos Santana

Gerente/Publisher: Jeane Passos Santana (jpassos@sp.senac.br)
Coordenação Editorial: Márcia Cavalheiro Rodrigues de Almeida (mcavalhe@sp.senac.br)
  Thaís Carvalho Lisboa (clisboa@sp.senac.br)
Comercial: Marcelo Nogueira da Silva (marcelo.nsilva@sp.senac.br)
Administrativo: Luís Américo Tousi Botelho (luis.tbotelho@sp.senac.br)

Preparação de Texto: Luiza Elena Luchini
Revisão de Texto: Rosa Visconti Kono, Ivone P. B. Groenitz
Projeto Gráfico, Editoração Eletrônica e Capa: RW3 Design
Impressão e Acabamento: Rettec Artes Gráficas

Proibida a reprodução sem autorização expressa.
Todos os direitos desta edição reservados à
Editora Senac São Paulo
Rua Rui Barbosa, 377 – 1º andar – Bela Vista – CEP 01326-010
Caixa Postal 1120 – CEP 01032-970 – São Paulo – SP
Tel. (11) 2187-4450 – Fax (11) 2187-4486
E-mail: editora@sp.senac.br
Home page: http://www.editorasenacsp.com.br

© Silvia Meirelles Bellusci, 1995

Sumário

Nota do editor 7
Apresentação 9
1. História e evolução 11
2. O ecossistema 17
3. O processo saúde-doença 31
4. Aplicação básica da epidemiologia 41
5. Métodos epidemiológicos 49
6. Aplicação dos conceitos epidemiológicos ... 63
7. Desafios para a epidemiologia 75
Anexo 1 77
Anexo 2 81
Anexo 3 83
Anexo 4 93
Referências bibliográficas 95
Índice geral 97

Nota do editor

O Senac São Paulo oferece ao público *Epidemiologia*, mais um item da Série Apontamentos. A autora Silvia Meirelles Bellusci destaca duas modalidades de doenças como enfoque da epidemiologia, com o objetivo de apontar elementos para o estudo da saúde do trabalhador.

Relacionados ao tema são abordados, aqui, o meio ambiente; o processo saúde-doença, começando pela definição de epidemiologia, e seu paralelo com um *iceberg*; a investigação epidemiológica, seus métodos e aplicação dos conceitos. Há um capítulo inteiro dedicado ao detalhamento da tarefa da epidemiologia e, também, anexos sobre coeficientes e índices mais utilizados em saúde pública, índices empregados em saúde do trabalhador e uma lista de doenças de notificação compulsória no Brasil e no estado de São Paulo. Para o profissional ou estudante que queira se aprofundar no assunto, a autora elaborou uma lista de referências bibliográficas.

Com tópicos objetivos, em linguagem acessível e direta, a autora espera atingir profissionais e estudantes dessa área.

Apresentação

Desvendar as causas e como prevenir doenças e outros infortúnios têm sido um desafio para a ciência ao longo dos séculos, mas para grande parte deles encontraram-se formas de controle, principalmente por meio de sistemas preventivos e promoção da saúde. Aspectos socioeconômicos impedem seu controle mais eficaz em países pobres, ou naqueles com grande disparidade entre ricos e pobres, onde problemas como desnutrição e falta de condições básicas de higiene contribuem para a formação de focos endêmicos ou epidêmicos; enquanto nos países ricos a industrialização de alimentos e a aderência ao uso de transporte motorizado, entre outros, vêm sendo causa do aumento da ocorrência de obesidade e aterosclerose. As causas da violência urbana e como ela ocorre, as consequências do terrorismo internacional e das guerras, a resistência microbiana aos antibióticos são assuntos estudados mais recentemente pela epidemiologia. Nesse quadro, a epidemiologia tem um papel fundamental ao prover estudos, métodos e meios para favorecer o controle das doenças e infortúnios. Hoje em dia, particularmente nos países desenvolvidos, onde o controle das doenças infecciosas foi e tem sido mais eficaz, em especial por causa de soluções mais eficientes para as questões socioeconômicas acima citadas, o consequente aumento da longevidade gerou um novo desafio para a epidemiologia: as doenças crônico-degenerativas, a permanência no trabalho mais prolongada e a manutenção da qualidade de vida independentemente da idade e suas correlações com os determinantes sociais, econômicos e culturais.

Este livro pretende fornecer elementos para o estudo da saúde do trabalhador no ambulatório da empresa, na atenção à saúde em centros de referência ou no Programa da Saúde da Família. De início procura oferecer um breve histórico da ciência epidemiológica, detendo-se na contribuição decisiva de Graunt, Ramazzini, Farr e Snow, entre outros, para seu desenvolvimento. Com base na evidência de que, além dos fatores sociais, os ambientais também estão na raiz da doença, a autora elabora um capítulo com a preocupação de prover os leitores das explicações dos conceitos envolvidos (energia, demografia, comunidade, etc.) no estudo dos ecossistemas. O terceiro capítulo aborda o processo saúde-doença, começando pela conceituação de epidemiologia. Aqui, nada mais útil do que retomar a noção de *iceberg* da doença, de Sanmartín, bem como perpassar a história natural e os níveis de prevenção das doenças. Os capítulos seguintes dedicam-se à investigação epidemiológica, seus métodos e aplicação dos conceitos. Um último capítulo está voltado ao detalhamento da tarefa da epidemiologia.

Anexos sobre coeficientes e índices mais utilizados em saúde pública, índices utilizados em saúde do trabalhador, doenças de notificação compulsória no Brasil completam este volume.

História e evolução 1

Já no século V a.C., Hipócrates, considerado o Pai da Medicina, sugeriu que o desenvolvimento de doenças no ser humano poderia estar relacionado a fatores externos ao indivíduo. Ele considerou aspectos ambientais, como as estações do ano, os ventos, a temperatura e a presença de pântanos ou montanhas, se eram comuns a todos os lugares ou próprios de determinado lugar, e também outros, como a procedência do indivíduo, a origem da água de consumo, o uso de sal, comida ou bebida em excesso, a prática de exercícios físicos e tipo de trabalho exercido.

Graunt, Ramazzini, Farr e Snow

Por 2 mil anos observaram-se causas semelhantes de doenças, mas sem atenção ao impacto causado por elas em indivíduos de uma determinada comunidade. Descrições básicas sobre padrões de mortalidade surgiram com Graunt e Ramazzini, no século XVII. Ao que se sabe, o primeiro pesquisador a preocupar-se com esse aspecto foi o inglês John Graunt. Em 1662, ao estudar o padrão de nascimentos e mortes em Londres, ele constatou, além de variações na mortalidade de acordo com a estação do ano, o nascimento de mais homens que mulheres e alta taxa de mortalidade infantil naquela cidade. Fizeram parte também de seus estudos o impacto das pragas sobre as populações urbanas e as características dos anos em que episódios semelhantes ocorreram.

Ainda no século XVII, Bernardino Ramazzini (1633-1714), considerado o "pai da medicina do trabalho" foi o primeiro a se dedicar à observação de trabalhadores em seus locais de trabalho e ao registro de doenças relacionadas ao ambiente e ao exercício de suas tarefas. Observou e registrou 54 ou mais profissões, publicando-as no ano de 1700, justamente no início do século XVIII, o tratado: *De Morbis Artificum*

Diatriba ou [As doenças dos trabalhadores], que continua atual em suas observações.

A epidemiologia moderna reconhece o valor de dados coletados rotineiramente para fornecer informações sobre doenças. Os de Graunt foram utilizados ao longo de dois séculos até que, no século XIX, o também inglês William Farr estabeleceu um sistema para a compilação sistemática de números e causas de mortes, que deu origem à aplicação da *estatística vital* na avaliação de problemas de saúde pública.

Assim como Graunt, Farr demonstrou que os dados coletados de populações humanas podem ser usados para o estudo de doenças. Ele comparou o padrão de mortalidade de casados e solteiros, de trabalhadores de diferentes ocupações, de trabalhadores em minas e em indústria de louça de barro. Notou ainda a relação entre a elevação do nível do mar e as mortes por cólera. Foi importante sua contribuição para a definição da epidemiologia moderna: definiu população de risco, estabeleceu comparação adequada entre grupos e considerou outros fatores que podem afetar o resultado de um estudo epidemiológico, como idade, tempo de exposição e estado geral de saúde.

Por volta de 1850, duas décadas após Farr ter iniciado seu trabalho, o epidemiologista britânico John Snow formulou e testou hipóteses sobre epidemias de cólera em Londres. Uma delas era a de que a origem dessas epidemias estava no uso de água contaminada por mecanismo desconhecido. Pesquisou 3 milhões de pessoas de ambos os sexos, de diferentes idades, ocupações, categorias sociais e bairros, habitantes de casas ricas e pobres, grandes e pequenas, abastecidas por duas companhias de distribuição de água. Separando essa população em dois grupos – um abastecido pela Lambert Company e outro abastecido pela Southwark and Vauxhall Company –, Snow descobriu que as pessoas do primeiro grupo não tinham cólera. Suas investigações resultaram em dados convincentes tanto para contaminação da água da Southwark por dejetos, quanto para responsabilidade desta pelo surto epidêmico de cólera em Londres.

Além de ter encontrado a causa ou determinante da epidemia de cólera, Snow demonstrou a frequência e distribuição dessa doença. Foi o primeiro pesquisador a trabalhar com os três componentes da definição de epidemiologia: *distribuição*, *frequência* e *determinantes*.

Por volta de 1880 Pasteur e Kock contribuiram com a teoria da etiologia específica, pela ação de germes. Pouco depois vieram teorias sobre a deficiência de micronutrientes como causa específica de doenças. Já no século XX, nas décadas de 1920 e 1930 surgiram conceitos sobre hospedeiro, ambiente, agente e transmissão por adensamento de populações. Nas décadas de 1950 e 1960 as causas das doenças crônicas, não transmissíveis, foram definidas por vários autores, nas décadas de 1980 e 1990 foi dado ênfase à genética e aos aspectos sociais como responsáveis por doenças e para perspectiva da doença na população.

Originalmente o termo *epidemiologia* foi usado para designar estudos de epidemias de doenças infecciosas. Nos últimos oitenta anos, porém, as doenças crônicas, e as do trabalho, passaram a assumir papel importante nas estatísticas, e mostram mudanças no padrão de mortalidade.

A mudança nos padrões de mortalidade

Até o final do século XIX, as principais causas de morte em todo o mundo eram as doenças infecciosas, tais como tuberculose, varíola, disenteria, febre tifoide e difteria, caracterizadas por período de incubação relativamente curto.

A expectativa de vida nos Estados Unidos, em 1900, era de cerca de 50 anos. Desde então, os padrões de nutrição e as condições de moradia, saneamento e abastecimento de água mudaram muito. A descoberta dos antibióticos e das vacinas aumentaram a possibilidade de tratamento e prevenção das doenças infecciosas, elevando a expectativa de vida. Paradoxalmente, o desenvolvimento de microrganismos resistentes a antibióticos vem provocando infecções graves e morte, principalmente no âmbito hospitalar.

Nos primeiros setenta anos do século XX, o aumento da expectativa de vida deu-se basicamente pela diminuição da mortalidade infantil. Nas duas últimas décadas, a prevenção da morte prematura de pessoas de meia-idade por doenças crônico-degenerativas tem permitido elevações na expectativa de vida. Nos países pobres, contudo, as principais causas de morte continuam sendo a desnutrição e as doenças infecciosas.

As doenças crônico-degenerativas

Com o controle das doenças infecciosas e o aumento da expectativa de vida, verificou-se um crescimento no índice de mortes causadas por doenças crônico-degenerativas, que se caracterizam por um período de latência de dez a vinte anos ou mais. Ou seja, como vivem mais tempo, as pessoas têm mais possibilidade de apresentar as doenças de evolução lenta.

No Brasil, até a metade do século passado, as doenças infecciosas se destacavam como principal causa de óbito, respondendo por mais de 40% das mortes enquanto a proporção de óbitos por doenças do aparelho circulatório e os neoplasmas malignos eram, respectivamente, 14,5% e 3,9%. Na década de 1980, as doenças do aparelho circulatório participaram como causa de 33,5% dos óbitos ocorridos no país seguido das causas externas (14,85%) e dos neoplasmas (9,7%). Inúmeros fatores, biológicos e socioeconômicos, relacionados com a urbanização e a industrialização, parecem interagir e potencializar os seus efeitos.

Principalmente nos países desenvolvidos, observa-se contínuo aumento da importância das doenças crônico-degenerativas na mortalidade geral, em detrimento das doenças infecciosas.

O aumento das doenças crônico-degenerativas exigiu o desenvolvimento de novos métodos de pesquisa. Se nas doenças infecciosas o período de exposição é geralmente curto, com rápido desenvolvimento dos sinais e sintomas – o que dá ao pesquisador a oportunidade de observar toda a evolução do mal –, nas doenças relacionadas ao trabalho a exposição pode durar anos, ou mesmo ter cessado muito tempo antes de se desenvolverem os sintomas – um trabalhador de fábrica de cerâmica pode apresentar sinais e sintomas de silicose muitos anos após ter cessado sua exposição à sílica, o que dificulta a observação e exige método de pesquisa diferenciado.

Por um lado, o desenvolvimento de novas tecnologias industriais, do uso da computação eletrônica, do laser e de muitos outros avanços vem mudando as características do ambiente de trabalho ou substituindo o trabalho do ser humano por trabalho robotizado; por outro, gera diferentes riscos para o trabalhador, para a população em geral e para o meio ambiente, que também são novos desafios para a epidemiologia.

Uma estratégia desenvolvida especificamente para estudar doenças com longo período de latência consiste em reunir um grupo de indivíduos com determinada doença e outro de indivíduos semelhantes, mas sem a referida doença, e obter informações sobre sua história e hábitos de saúde. Essa estratégia é chamada de *estudo de caso-controle*.

Outra estratégia é o *estudo de coorte*, que reúne um grupo de indivíduos sem a doença de interesse, classifica-os em relação à exposição e acompanha o surgimento da doença em expostos e não expostos durante um período de tempo.

Essas estratégias serão abordadas adiante, mais detalhadamente.

O ecossistema 2

Todo estudo de epidemiologia exige o conhecimento das bases ecológicas em que a doença se manifesta. Segundo Forattini,

> [...] os componentes físicos e biológicos do ambiente onde vive o homem somam-se aos da sociedade que este estabelece, na determinação do seu estado de saúde e da sua qualidade de vida [...]. Para se poder alcançar a satisfatória compreensão da doutrina epidemiológica, há que dominar o embasamento ecológico.[1]

A ecologia preocupa-se com a compreensão e a preservação da natureza e dos recursos que ela pode oferecer, enfrentando problemas como a poluição do meio, os conflitos, a superpopulação, a exploração excessiva da terra e das reservas minerais, a deterioração dos ambientes naturais e as ameaças de toda sorte às áreas ainda virgens de presença humana. Estuda, entre outros aspectos, o meio e sua relação com o homem e vice-versa. Está, portanto, intimamente ligada à epidemiologia que, por sua vez, estuda as consequências dessa relação para a saúde humana.

O termo *população*, que será muito utilizado neste livro, aplica-se ao agrupamento de indivíduos da mesma espécie, de modo que podemos usá-lo em referência a seres humanos, cães, ratos, insetos, etc. O estudo das populações pode focalizar vários aspectos, como dinâmica, comportamento, mecanismos de adaptação e relacionamento com o ambiente.

As populações encontradas em determinada área estão inter-relacionadas, formando um conjunto de espécies que, convivendo no mesmo ambiente, adquire certa unidade e determinadas características que as distinguem dos demais conjuntos. É o que se denomina *comunidade*.

---

[1] O. P. Forattini, *Ecologia, epidemiologia e sociedade* (São Paulo: Edusp/Artes Médicas, 1992).

A comunidade e o meio não vivo em que ela se desenvolve constituem a *biocenose*. Já as várias comunidades de determinada área formam a *biota*, que, por sua vez, junto com o meio não vivo de uma região delimitada, constitui o *ecossistema* ou *biogenose*.

O ecossistema é o nível mais elevado de organização, reunindo os componentes vivos (*bióticos*) e os componentes físicos não vivos (*abióticos*) de todo o ambiente. Ele representa a parte funcional básica do estudo ecológico, e suas dimensões variam de acordo com a extensão geográfica abrangida. Caracteriza-se por diversidade específica e funcional, capacidade de autorregulação, balanço energético e independência (exceto quanto à fonte energética representada pelo Sol).

O funcionamento dos ecossistemas é, de modo geral, semelhante, ou seja: a energia solar é captada pelas plantas (as *produtoras*), que a transferem aos *consumidores* e *decompositores*; os nutrientes são providos pelo componente abiótico, que os transfere e recicla continuamente para o biótico. E entre os ecossistemas há sempre alguma troca de energia e de nutrientes numa interrelação que une a superfície terrestre formando um todo – a *biosfera*.

Os elementos do ecossistema são dotados de igual importância, de modo que todos precisam ser considerados nos estudos ecológicos. Um indivíduo não pode ser considerado isoladamente da população à qual pertence. Uma comunidade deixa de existir se for interrompido o fluxo de matéria e energia dentro do ecossistema.

Nesse sentido, convém fazermos uma breve abordagem de conceitos e aspectos como energia, demografia, comunidade, diversidade, relações e interações entre as espécies, paisagem, cultura, etc.

Energia

Na acepção da física, energia é a propriedade de um sistema que lhe permite realizar trabalho. A energia pode ter várias formas: calorífica, cinética, elétrica, eletromagnética, mecânica, potencial, química e radiante. Para os seres vivos são importantes a mecânica, a cinética, a potencial, a química e a calorífica.

Praticamente toda a energia da Terra provém do Sol. A transferência da energia solar se faz por radiação através da emissão de ondas. Uma parte dessa radiação é refletida para o espaço e outra é absorvida por gases e vapor d'água, ou utilizada como fonte de calor para evaporação, transpiração e outros processos, como aquecimento da superfície terrestre. Esse aquecimento depende da concentração de vapor d'água e de dióxido de carbono (CO_2) no ar, que varia de acordo com a latitude, a época do ano e as condições atmosféricas. A presença de vapor d'água e de CO_2 na atmosfera permite a manutenção de níveis de temperatura na superfície terrestre, fenômeno conhecido como *efeito estufa*. Não confundir o termo "efeito estufa", natural e benéfico, com o termo "aquecimento global", visto que o primeiro vem sendo utilizado pela mídia no lugar do segundo. O aquecimento global é uma hipótese de aumento da temperatura da atmosfera terrestre pelo aumento da emissão de gases, principalmente CO_2, e pelas atividades humanas, como a queima de combustíveis fósseis em veículos e fábricas. Segundo essa hipótese, o aumento da emissão de certos gases aumentaria a capacidade de a atmosfera aprisionar calor.

Cerca de 7,5% da radiação solar é absorvida pelos vegetais verdes e utilizada também no processo de *fotossíntese*. Essa energia utilizada na fotossíntese é armazenada em compostos orgânicos formados basicamente pelo carbono (C), num processo denominado *produção*. Depois de "produzida", a energia passa para as etapas de *consumo* e *decomposição*, nas quais reações bioquímicas liberam o calor que havia sido armazenado, eliminando CO_2, água e compostos nitrogenados.

A fotossíntese é, portanto, o marco inicial para a transmissão da energia dentro do ecossistema. A transmissão da energia contida nos vegetais, por meio da alimentação, é conhecida como *cadeia alimentar*.

A cadeia alimentar inclui o *pastejo* e o *detritício*. O pastejo se inicia com os vegetais verdes, prossegue com os animais herbívoros e termina com os carnívoros. O detritício envolve matéria orgânica morta ou eliminada, com a participação de organismos detritívoros e decompositores. Esse processo dá origem ao húmus, mistura da matéria orgânica em decomposição que nutre as plantas, reiniciando o processo alimentar geral.

Os organismos vivos necessitam da maioria dos elementos químicos conhecidos, dos quais 25 são essenciais à vida e constituem os *nutrientes*.

O carbono (C), o hidrogênio (H), o nitrogênio (N) e o oxigênio (O) entram na composição das principais moléculas do organismo vivo: água, proteínas, hidratos de carbono e lípides. Esses quatro elementos, mais o potássio (K), o cálcio (Ca), o magnésio (Mg), o fósforo (P) e o enxofre (S) são necessários em quantidades razoáveis, sendo por isso classificados de *macronutrientes*. Já o ferro (Fe), o manganês (Mn), o cobre (Cu) e o sódio (Na) são necessários em pequenas quantidades, sendo assim classificados como *micronutrientes*.

Existe um intercâmbio contínuo entre a vida (*bio*) e as demais partes inanimadas da Terra (*geo*) – o ar, a água e a crosta terrestre –, através do ciclo biogeoquímico. Esse ciclo de nutrientes se relaciona com o ciclo de energia, determinando a abundância dos organismos. Enquanto os nutrientes são reutilizados, a energia se perde sob a forma de calor, e nova energia é captada pelas plantas verdes.

A mudança quantitativa de um elemento essencial num ecossistema não altera o número de espécies existentes, mas pode modificar o número de indivíduos de cada espécie. A capacidade de sobrevivência de uma espécie depende da possibilidade que ela tenha de gerar mecanismos de resposta à influência do meio.

Demografia

Demografia é o estudo das populações humanas no que diz respeito a seu tamanho, composição, distribuição e as causas e consequências das alterações ocorridas em suas características. As populações não são estáticas, continuamente se alteram pelo processo de interrelação entre fertilidade (nascimentos), mortalidade e migração, os quais agem sobre o crescimento ou declínio da população. Descreve e estuda fatores – como nascimentos, mortes, migrações e as formas como os indivíduos se conservam e se modificam no tempo e no espaço – que determinam a densidade populacional.

Como já foi dito, população é o conjunto de organismos (indivíduos) da mesma *espécie* que vive em determinada área. Cada espécie pressupõe a vigência de uma carga genética particular transmitida e compartilhada por todos os seus membros. Apresenta, dentro de uma comunidade, aspectos peculiares que a diferenciam das demais, no que diz respeito a densidade, natalidade, mortalidade, forma de crescimento, composição e distribuição.

O estudo de uma população requer o conhecimento, ou pelo menos a estimativa, do número de indivíduos que a formam. A quantidade de indivíduos de determinada espécie num determinado tempo e espaço revela-nos a *densidade* de sua população. Um exemplo de cálculo de densidade demográfica é o *censo*, que pode ser local ou regional.

Na classificação dos membros de uma população humana, a idade e o sexo são as características mais comumente utilizadas. A distribuição etária em determinado momento pode mostrar, por exemplo, a atividade reprodutiva da população. Assim, a predominância de jovens indica alta taxa de reprodução, enquanto o oposto, ou seja, pequena quantidade de jovens, indica baixa taxa de reprodução, o que pode levar ao extremo, a extinção da espécie.

Em linhas gerais, podemos encontrar *população em crescimento*, com predomínio de jovens; *população estável*, com distribuição uniforme entre as idades; e *população em declínio*, com grande quantidade de idosos.

A densidade populacional depende da dinâmica entre ganho e perda, medida pelas taxas de natalidade e mortalidade. O *coeficiente geral de natalidade* (CNG) exprime o número de nascimentos por mil habitantes durante uma unidade de tempo considerada. O *coeficiente geral de mortalidade* (CMG) é a relação entre o número de indivíduos mortos durante determinado tempo e o número médio de indivíduos existentes nesse mesmo período.

Fatores políticos, sociais, culturais e de sobrevivência interferem nas taxas de natalidade e mortalidade. Observa-se que as populações rurais, envolvidas com a produção agrícola, geram famílias mais numerosas que as populações urbanas, envolvidas com a produção industrial.

Outros coeficientes são também utilizados: sobrevivência ou esperança de vida, longevidade, probabilidade de morrer, probabilidade de sobreviver, etc.

O tamanho da população pode sofrer flutuações ao longo do tempo, por causa de fatores como variações sazonais, de caráter meteorológico, cíclicas e desordenadas.

A *variação sazonal* é importante no controle e vigilância de várias doenças, em especial daquelas que dependem de vetores cuja população varia de acordo com as condições climáticas relacionadas às estações do ano. Por exemplo, predomínio das meningites bacterianas no inverno e das meningites virais no verão.

As *variações de caráter meteorológico* são variações irregulares que independem da estação do ano e interferem abruptamente nas condições climáticas, favorecendo ou dificultando a manutenção do tamanho da população. A chuva, por exemplo, pode favorecer a natalidade de uma população (espécie) e dificultar a de outra. Pode ocorrer aumento do número de casos de dengue no verão chuvoso e de difteria nos meses frios.

As *variações cíclicas* compreendem mudanças ocorridas em intervalos maiores que um ano e não se relacionam com as estações. Por exemplo, desde a Antiguidade são registradas periodicamente (mais ou menos a cada quarenta anos) ocorrências de imensas populações de gafanhotos, que se transformam em praga para as plantações.

As *variações desordenadas* caracterizam-se por flutuações supostamente aleatórias no tamanho da população.

Comunidade

Cada população tem sua individualidade, mas não pode viver sozinha. As espécies se agrupam e estabelecem relações entre si. A esse agrupamento de espécies que ocorre na mesma localidade, interagindo umas com as outras, com vários graus de intensidade e de maneiras diversas dá-se o nome de *comunidade ecológica*. Uma comunidade pode estar contida numa gota d'água sobre uma folha na floresta, num exemplar de bromélia ou num terreno coberto de vegetação.

Vários níveis de interrelação são estabelecidos dentro da comunidade: desde a interação ligeira, ou intermitente, até a de um grau elevado, em que uma espécie depende da outra e vice-versa. Esse alto nível de interdependência é que, frequentemente, exerce mecanismos de regulação dessas populações.

As muitas populações que compõem uma comunidade repartem os recursos disponíveis, mas essa divisão não ocorre de maneira uniforme: algumas recebem mais que outras.

Entende-se por *recursos* os fatores consumidos pelos elementos da comunidade e que aumentam a taxa de crescimento quando são mais disponíveis no meio ambiente. Eles não se restringem a alimentos e nutrientes: compreendem também espaço disponível, oportunidades de fecundação e a dependência resultante de certas associações de mútuo benefício.

A comunidade dispõe de vários mecanismos para utilizar os recursos. Na utilização dos recursos da comunidade, cada espécie tem sua função, seu "trabalho", que recebe o nome de *nicho*. Em outras palavras, nicho é o papel que cada espécie representa dentro da sua comunidade. Retirando-se uma espécie de uma comunidade, o nicho correspondente a essa espécie fica vazio, sem ser realizado.

O tamanho de uma comunidade depende da penetração de cada nicho. Por exemplo, o protozoário *Plasmodium falciparum*, que parasita somente a espécie humana, possui nicho menor que o do *Trypanosoma cruzi*, que pode ser encontrado parasitando numerosas espécies de mamíferos.

Diversidade

A *diversidade* é a caracterização de uma comunidade em relação à sua composição em termos das espécies e das presenças (abundâncias) relativas destas. Diz respeito, portanto, à riqueza, variedade e densidade de espécies.

É praticamente impossível computar todos os organismos existentes dentro da comunidade, por isso a diversidade é estimada a partir de amostras.

A riqueza de espécies existentes é resultado de complexo mecanismo evolutivo, direcionado pela seleção e adaptação e combinado com as barreiras e determinantes biogeográficas.

A introdução de novas espécies na comunidade dependerá da criação de novo nicho.

A interferência do homem, transferindo espécies de uma comunidade para outra, é exemplo prático de criação artificial de novo nicho. Entretanto, nem sempre ocorre acomodação e adaptação da espécie na nova comunidade.

Relações e interações entre as espécies

A relação entre as formas de vida pode ser desde acidental e temporária até permanente e obrigatória, mas sua finalidade é sempre, basicamente, a obtenção de alimento.

Uma relação entre espécies pode ocorrer nas seguintes formas:

- *Amensalismo ou antibiose* – uma população reduz ou impede o crescimento de outra mediante a produção de substâncias inibidoras (antibióticos).
- *Protocooperação* – ambas as populações são favorecidas na relação, mas podem sobreviver isoladamente.
- *Mutualismo* – ambas as populações são favorecidas na relação, não sobrevivendo uma sem a outra.
- *Comensalismo* – o comensal se beneficia da relação sem provocar efeitos adversos que comprometam a sobrevivência da outra espécie (hospedeira).
- *Herbivorismo* – o predador é um herbívoro e a presa é vegetal produtor primário.
- *Parasitismo* – a sobrevivência dos organismos de uma espécie (parasita) está na dependência metabólica de organismos de outra espécie (parasitado), com maior ou menor grau de consequências adversas para o parasitado (desse conceito resultam os conceitos de *infecciosidade* e *infecção*).
- *Predatismo* – uma população se alimenta de outra, por meio do abate desta, estabelecendo-se assim a interação na qual a primeira depende da segunda e esta, por sua vez, tem seu crescimento regulado.

Paisagem

Os componentes biótico (elementos vivos) e abiótico (elementos físicos não vivos) estão inter-relacionados, formando um sistema sujeito a múltiplas alterações no tempo e no espaço. Essas alterações podem ser naturais ou decorrentes da atividade humana. A *paisagem* é o resultado dessa inter-relação entre seres vivos e ambiente.

Em toda a crosta terrestre podemos observar paisagens de vários aspectos, com diferenças marcantes no relevo, no terreno, na distribuição da água, na flora e na fauna, no clima, etc.

Cultura

O homem é um animal que sofreu evolução biológica e apresenta extraordinário desenvolvimento de capacidade intelectual, aprendizado contínuo, autoanálise, consciência e abstração. Uma característica peculiar ao homem, e que também o faz muito diferente dos outros animais, é sua evolução cultural.

Entende-se por *cultura* o conjunto de informações e de tipos de comportamento transmitidos entre os membros da população mediante aprendizado e/ou imitação. A transmissão da informação cultural ocorre através de expressões simbólicas como língua, costumes, conhecimentos científicos, manifestações artísticas e crenças.

O conhecimento evolui mediante a seleção de teorias e práticas, em constante aprimoramento, que possibilitam informações cada vez mais próximas da realidade.

A capacidade de desenvolver cultura é inerente ao homem e possibilitou-lhe o controle do ambiente e, consequentemente, sua adaptação a ele. Quanto maior a adaptação, melhor a qualidade de vida. O aumento do nível de qualidade de vida tem por objetivo a longevidade, a prevenção dos agravos que impedem o pleno exercício da capacidade funcional (do indivíduo e da coletividade).

A saúde pública está no conjunto dos conhecimentos voltados à qualidade de vida, cujas disciplinas e especialidades geram propostas para serem utilizadas pela população.

A evolução cultural determinou uma relação do homem com o ecossistema totalmente diversa da dos outros animais. Essa relação se dá pelo contato com os ambientes biótico e abiótico, por meio de agentes físicos, químicos, biológicos e sociais. Esse contato vem interferindo intensamente na paisagem terrestre, incrementando-a ou deteriorando-a.

Ecossistema antrópico e ecossistema natural

A ação do homem sobre o ecossistema com a finalidade de mantê-lo em determinado ambiente recebe o nome de *ação antrópica* ou *antropogênica*.

O homem modifica as regras que mantêm a dinâmica do ecossistema, alterando assim sua evolução e tornando-se, de modo geral, o elemento primordial desse que passa a se chamar *ecossistema antrópico*, ou seja: um ecossistema modificado pelo ser humano com a finalidade de favorecer sua utilização.

A ação do homem causa impacto sobre o ambiente, particularmente por suas atividades agropecuárias e industriais, que provocam mudanças em grande escala, capazes de afetar a qualidade de vida e até a sobrevivência da sua e de outras espécies.

Nos ecossistemas antrópicos, as funções são controladas por fatores sociais, principalmente econômicos e políticos. Sua estabilidade depende da entrada contínua de recursos como fertilizantes, venenos (biocidas), água, maquinário e outros. Seus desequilíbrios se devem a fenômenos de natureza essencialmente social decorrentes de fatores diversos.

No ecossistema natural, ao contrário, os recursos que entram ou saem são trazidos ou levados por agentes como o vento, a água e as migrações, e são de pequena monta. As mudanças em seu equilíbrio são determinadas por mecanismos genéticos das populações e por alterações climáticas de longo prazo.

Não é possível estabelecer analogia entre o ambiente humano e o equilíbrio do ecossistema natural, que resulta de milhões de anos de evolução contínua.

Ecossistema produtor e ecossistema consumidor

O ambiente rural-agrícola é onde o controle antrópico do meio natural se faz de modo mais generalizado. É o chamado *ecossistema produtor*, cujas principais características são a proximidade e o contato com o meio natural, a baixa densidade populacional, a distribuição da população em amplo espaço, a predominância da atividade agropecuária e a solução de problemas em nível mais individual do que coletivo.

No ecossistema produtor, a prática da monocultura (cultura exclusiva de um produto agrícola) tem sido uma constante, implicando problemas como aumento da incidência de pragas – o que requer combate intensivo por meio de pesticidas altamente tóxicos – e degradação e erosão do solo. A tendência atual é de substituí-la pela cultura mista ou de rotação, objetivando-se controle de pragas, menor aração do terreno, preservação do solo e redução da poluição das águas.

O ambiente urbano-industrial ou *ecossistema consumidor* é o que modifica mais profundamente o ambiente natural, do ponto de vista não só do ecossistema como também do estilo de vida do homem. É onde o grau de artificialidade atinge seu nível mais elevado, praticamente desvinculando o homem de sua relação com a natureza.

Caracteriza-se por afastamento e ausência de contato com o meio natural, elevada densidade populacional, concentração da população em espaço limitado, predominância da atividade industrial e de prestação de serviços e solução de problemas mais em nível coletivo do que individual.

Para manter a atividade industrial, quase toda a energia é provida pela agropecuária: desse aspecto deriva o nome *ecossistema consumidor* ou *importador*.

Os centros urbanos consomem energia produzida a grandes distâncias que, de forma geral, precisa ser transformada, concentrada e armazenada. A utilização dessa energia gera resíduos que são lançados no ambiente.

O ecossistema resultante da urbanização poderia ser esquematizado da seguinte maneira:
▶ *Ambiente abiótico* – edifícios, ruas, canalizações, ferrovias, linhas de transmissão, meios de locomoção, resíduos, cemitérios, aeroportos.
▶ *Ambiente biótico* – parques e jardins, cursos d'água, mercados, seres domesticados, seres domiciliados, incluindo agentes infecciosos.
▶ *Ambiente social* – população humana, fatores socioeconômicos.

O desenvolvimento do ecossistema urbano-industrial resulta em manipulação intensa e profunda do meio ambiente, modificando a paisagem, a comunidade, os comportamentos fisiológicos e psicológicos e os fatores de ordem cultural, econômica e política. Todas essas modificações influem, de maneira isolada ou conjunta, na qualidade de vida da população humana.

Na transformação do ecossistema natural pela instalação do ambiente humano, há sempre uma perda de diversidade, devido à extinção de espécies. No entanto, a *domesticação* e a *domiciliação* introduzem outras espécies, tanto de plantas quanto de animais, que encontram meios de se adaptar a esse novo ecossistema.

A *domesticação* é a adaptação, propiciada pelo homem, de plantas e animais para sua utilização, para fins econômicos ou de alimentação. A evolução desse processo resultou em espécies capazes de viver exclusivamente no ambiente humano, sendo que muitas delas perderam a aptidão para a vida no meio original.

A *domiciliação* decorre de alterações provocadas pelo homem no ambiente natural. Algumas espécies, entre elas o próprio homem, adaptaram-se exclusivamente ao convívio humano e dele se tornaram dependentes. Do ponto de vista da saúde pública, podem ser citadas as parasitoses especificamente humanas, cujos agentes infecciosos não são mais encontrados na natureza.

A instalação do ambiente humano representa impactos sobre os elementos abióticos por meio da poluição do ar, da água e do solo, com consequências geralmente severas para a qualidade de vida.

Os motores de combustão, utilizados em veículos, eliminam o monóxido de carbono (CO), que compete com o oxigênio na respiração celular, formando a carboxiemoglobina, uma ligação estável que gera deficiência na oxigenação celular e consequente anoxia, podendo ser fatal.

A grande quantidade de lixo gerado pela industrialização degrada a paisagem e propicia a proliferação de roedores e outros animais nocivos. O aterro desse lixo provoca a contaminação da água dos lençóis freáticos (subterrâneos), normalmente utilizada para fins domésticos.

Todos os conceitos até aqui apresentados dizem respeito à compreensão do homem em sua relação com o meio ambiente. A epidemiologia estuda aspectos desse relacionamento e procura desvendar suas implicações no processo saúde-doença.

A epidemiologia guarda íntima relação de cumplicidade com os objetivos de desenvolvimento do milênio:
- erradicar a extrema pobreza e a fome;
- atingir o ensino fundamental de 1ª a 4ª série;
- promover a igualdade de gênero e a autonomia das mulheres;
- reduzir a mortalidade na infância;
- melhorar a saúde materna;
- combater o HIV/aids, a malária e outras doenças;
- garantir a sustentabilidade ambiental;
- estabelecer uma parceria mundial para o desenvolvimento.

O processo saúde-doença 3

Este capítulo é dedicado ao estudo do processo saúde-doença, título sob o qual é importante oferecer primeiramente a conceituação de epidemiologia. Na sequência são abordadas as questões causalidade, *iceberg*, história natural e níveis de prevenção da doença.

Conceituando epidemiologia

Para Rouquayrol,[2] epidemiologia é a ciência que estuda o processo saúde–doença na comunidade. A informação epidemiológica é usada para planejar e avaliar estratégias para prevenir doenças e como guia para o tratamento de doentes. Seu método básico consiste na análise de *frequência*, *distribuição* e *determinantes* das enfermidades e de seus agravos à saúde coletiva, com a finalidade de propor medidas específicas de prevenção, controle ou erradicação. É uma ciência voltada para o coletivo, que trabalha com análise de dados quantitativos, associando-os com a realidade e os conceitos epidemiológicos.

Saúde–doença é uma expressão que indica a extensão que separa o estado de vida de completo bem-estar – físico, mental e social – e o de doença, intermediados por todas as variações possíveis entre um e outro. De forma geral, tratamos os conceitos de *saúde* e *doença* como entidades distintas. Atualmente, porém, os pesquisadores tendem a estudar saúde e doença como um processo, como duas entidades relacionadas uma à outra e em constante alternação – o *processo saúde-doença*. A epidemiologia pode mostrar, por meio de estudos estatísticos e interpretação epidemiológica, se uma população é mais doente ou mais saudável. Essa questão será abordada no capítulo 5.

---

[2] M. Z. Rouquayrol, *Epidemiologia e saúde* (Rio de Janeiro: Medsi, 1988).

É importante saber que os resultados encontrados em um estudo epidemiológico são adequados para a população de risco. *População de risco* é o grupo de indivíduos, doentes ou sãos, que pode ser considerado *caso* se apresenta a doença em estudo. A epidemiologia está voltada ao estudo de grupos de indivíduos (comunidade) e não do indivíduo isoladamente. Até mesmo exames de laboratório, aparentemente de utilidade individual, passam por pesquisas epidemiológicas antes de ser utilizados; por exemplo, para determinar limites de normalidade esperados para determinada população.

Causalidade

O grau de saúde de uma população depende de fatores que interagem continuamente, tais como exposição a agentes biológicos patogênicos, hereditariedade, agressores ambientais, hábitos, etc. Esses fatores, que são chamados de *fatores de risco* (ou *causas*) e *fatores de proteção*, podem ser estudados e controlados antes mesmo de atingirem determinada população. Ou seja: um fator de risco pode ser eliminado antes que atinja a população e um fator de proteção pode ser estimulado.

A doença ocorre quando há falha nos mecanismos de ajuste do organismo em relação a si mesmo, ao meio ambiente ou ao agente agressor. Envolve fatores socioeconômicos, ecológicos e as suscetibilidades de cada organismo.

Uma das preocupações da epidemiologia é utilizar metodologia científica adequada para estudar as condições de saúde da população e a ocorrência de doenças, procurando identificar os fatores (e suas interdependências) de influência sobre essas condições e ocorrências, a fim de encontrar formas de atuação pertinentes à melhoria e à prevenção.

Iceberg da doença

Sanmartín comparou o processo doença a um *iceberg*, ou seja, a um bloco de gelo que flutua na água, com a porção superior visível,

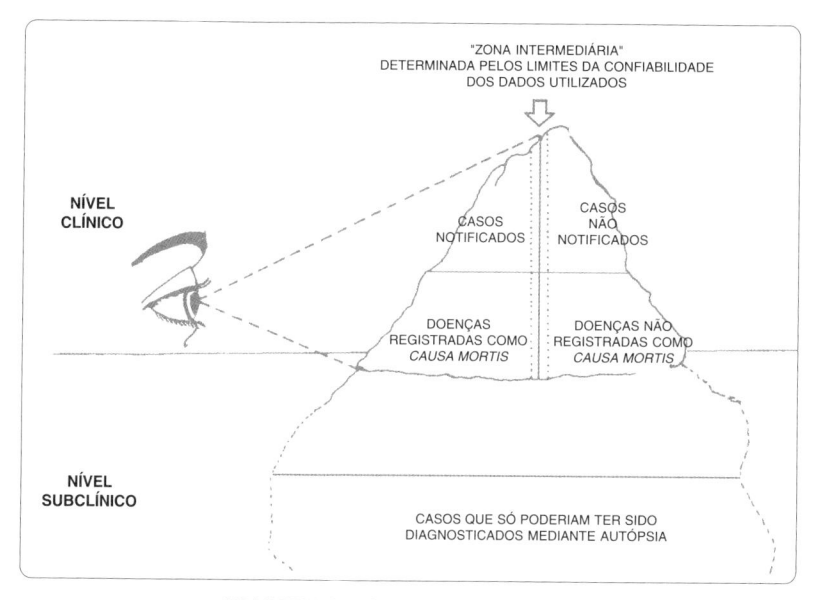

ESQUEMA 1. *ICEBERG* DA DOENÇA
Fonte: H. Sanmartín, *Salud y enfermedad* (4ª ed. México: La Prensa Mexicana, 1981).

fora da água, como uma ilha, e a porção inferior – a maior – submersa. A linha limite entre a porção superior e a inferior é a do horizonte (ver esquema 1).

Por comparação, Sanmartín mostra que a porção superior ou visível representa as *formas clínicas* ou *aparentes* e a porção inferior ou invisível do *iceberg* representa as *infecções subclínicas* ou *inaparentes*, provocadas por determinada doença.

A linha do horizonte, que ele chama de *horizonte clínico*, representa o limite entre a infecção aparente e a inaparente.

História natural da doença e medicina preventiva

No esquema 2 está representada a história natural de qualquer processo de doença no homem.

Com o desenvolvimento dos conhecimentos em relação à história natural da doença, foi possível estabelecer uma nova concepção quanto à forma de exercer a medicina, disso derivando a *medicina preventiva*.

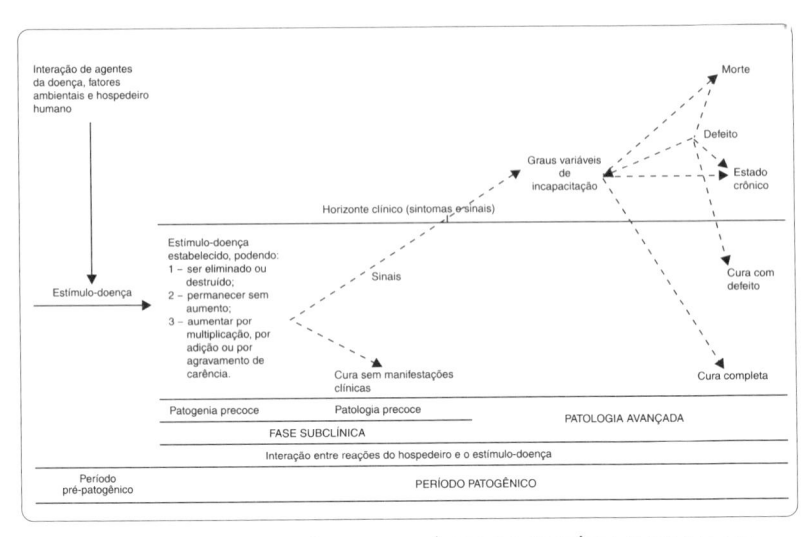

ESQUEMA 2. REPRESENTAÇÃO ESQUEMÁTICA DA HISTÓRIA NATURAL DE QUALQUER PROCESSO DE DOENÇA NO HOMEM
Fonte: Adaptado de H. R. Leavell & E. G. Clark, *Medicina preventiva*
(Rio de Janeiro: McGraw-Hill, 1976).

Essa especialidade propõe uma ação integral em todas as fases da doença, visando a população como um todo. Tem por objetivo a promoção, a proteção e a recuperação da saúde, para evitar o aparecimento ou a progressão da doença. Procura atender o indivíduo e a coletividade de forma global, do ponto de vista físico, psicológico e social, associando práticas preventivas e curativas.

O processo doença é dinâmico e apresenta uma série de fases até que o indivíduo afetado retorne ao estado de saúde ou atinja um estado de equilíbrio com a doença, apresente uma sequela ou invalidez, ou morra.

A doença não é, portanto, uma situação estática, mas sim um processo que ocorre de forma mais ou menos previsível e, justamente por isso, pode ser interceptado, interrompido, impedindo-se a evolução da doença ou diminuindo sua gravidade. As ações utilizadas na interrupção do processo doença compõem as medidas preventivas, independentemente da fase da doença em que são aplicadas.

O processo doença, como mostra o esquema 2, pode ser dividido em dois grandes períodos ou fases: pré-patogênico e patogênico.

O *pré-patogênico* compreende a etapa que se inicia com a agressão ao organismo e se estende até o momento em que ocorre reação do organismo à agressão.

O *patogênico* compreende a fase em que ocorrem alterações físicas ou psíquicas, evoluindo para cura, incapacidade (defeito, sequela) ou morte. Pode ser subdividido em patogenia precoce, patologia precoce, patologia avançada, convalescença e resultado final.

Na *patogenia precoce* ocorrem alterações bioquímicas, celulares ou teciduais, sem sinais ou sintomas aparentes, podendo ser confirmadas por exames laboratoriais. A *patologia precoce* permite diagnóstico clínico, pois apresenta sinais e sintomas.

Na fase de *patologia avançada*, a doença já se apresenta com todas as suas características.

A *convalescença* caracteriza-se pelo desaparecimento gradativo dos sinais e sintomas, evoluindo para os *resultados finais*, que podem ser de *recuperação*, *cronificação*, *incapacidade* ou *morte*.

A evolução da doença da fase de patogenia precoce para a de patologia precoce delimita a ultrapassagem do horizonte clínico, ou seja, a doença deixa de ser inaparente para se tornar evidente.

Tendo a epidemiologia demonstrado a causalidade múltipla ou fatores de risco, a história natural da doença, o afastamento progressivo do estado de saúde para a doença, incapacidade ou morte, foi possível esquematizar a aplicação de medidas preventivas, como mostra o quadro 1.

Níveis de prevenção da doença

As medidas preventivas são classificadas em:
▶ *Prevenção primária* – consiste em ações aplicadas no período pré-patogênico, com a finalidade de promover a saúde ou protegê-la contra agressões. Pode ser feita em dois níveis:
  ■ *promoção da saúde* – conjunto de ações que aumentam o nível de saúde e o bem-estar geral, como nutrição, desenvolvimento psíquico, recreação, moradia, condições de trabalho satisfatórias, exames de saúde periódicos, educação para a saúde e outras;

QUADRO 1. FASES E NÍVEIS DE PREVENÇÃO NA HISTÓRIA NATURAL DA DOENÇA

PERÍODO PRÉ-PATOGÊNICO	PERÍODO PATOGÊNICO			
	Patogenia precoce	Patologia precoce	Patologia avançada	Sequela
Educação geral e em saúde	Imunizações específicas	Exames médicos periódicos, gerais ou dirigidos	Tratamento adequado	Provisão de recursos hospitalares e comunitários para reabilitação e educação, visando o máximo aproveitamento da capacidade remanescente
Bons padrões de nutrição ajustados às diferentes fases da vida	Profilaxia medicamentosa	Busca e exame de comunicantes	Busca de casos	
Habitação e vestuário adequados	Higiene pessoal	Levantamentos ocasionais		Educação do público e dos empregadores para utilização dos reabilitados
Condições satisfatórias de trabalho e recreação	Saneamento ambiental	Métodos educativos relativos à importância do diagnóstico precoce e aos meios para torná-lo possível		Reorientação profissional
Atenção para o desenvolvimento da personalidade	Proteção contra riscos ocupacionais	Tratamento adequado		Laborterapia
Educação sexual e aconselhamento matrimonial	Proteção contra acidentes			Instituições para manutenção e tratamento de certos doentes crônicos
Aconselhamento genético	Nutrientes específicos			Educação do público para anulação de preconceitos e tabus relativos a certas doenças
	Proteção contra carcinógenos			
	Não exposição a alérgenos, substâncias tóxicas ou venenosas			
	Meios de proteção coletiva e individual			

(cont.)

PERÍODO PRÉ-PATOGÊNICO	PERÍODO PATOGÊNICO			
1º NÍVEL Promoção da saúde	2º NÍVEL Proteção específica	Patogenia precoce 3º NÍVEL Diagnóstico e tratamento precoces	Patologia avançada 4º NÍVEL Limitação da incapacidade	Sequela 5º NÍVEL Reabilitação
FASE DE PREVENÇÃO PRIMÁRIA		FASE DE PREVENÇÃO SECUNDÁRIA	FASE DE PREVENÇÃO TERCIÁRIA	

Fonte: H. R. Leavell & E. G. Clark, cit.

QUADRO 2. ACIDENTES – EXEMPLO: QUEIMADURAS

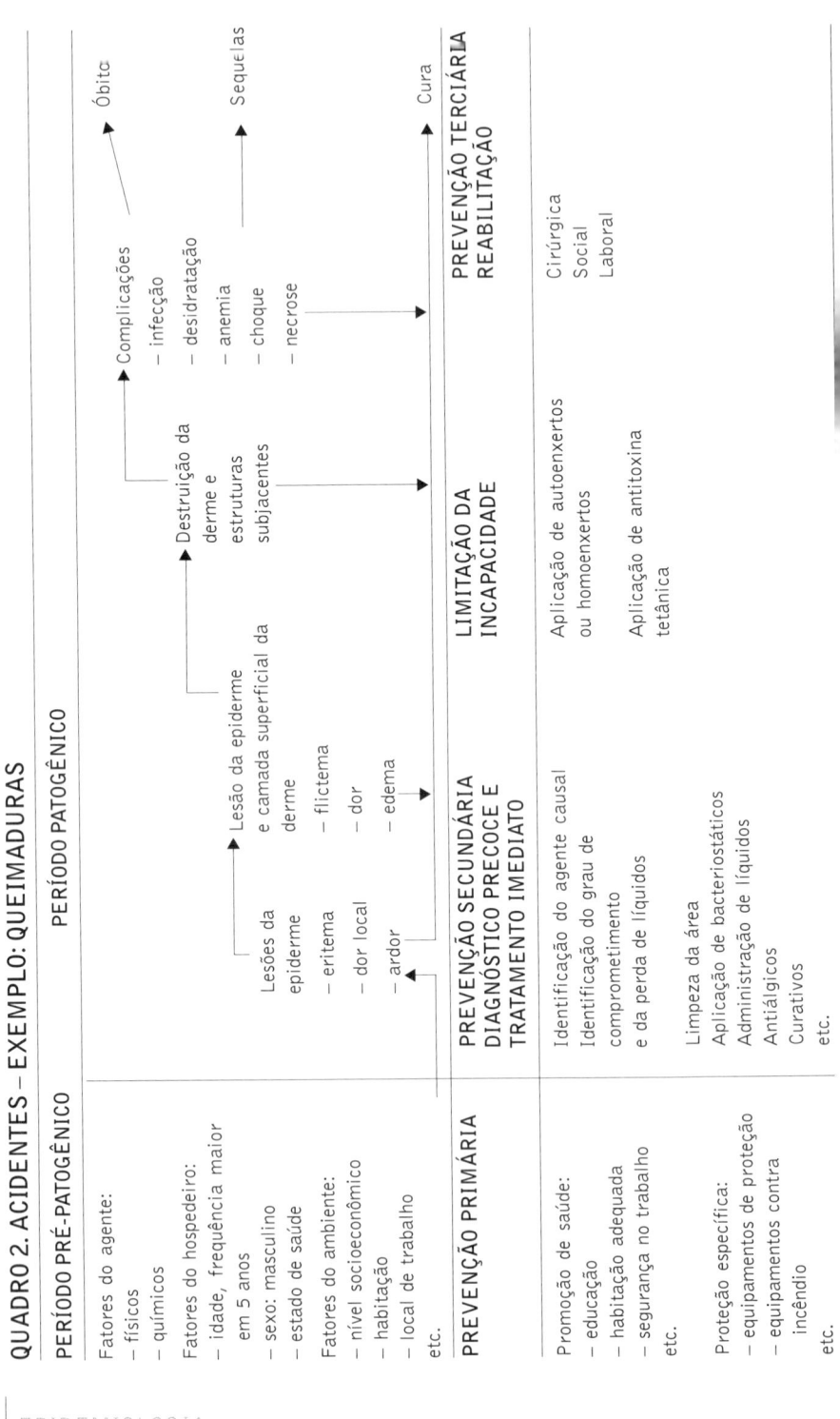

PERÍODO PRÉ-PATOGÊNICO	PERÍODO PATOGÊNICO		
Fatores do agente: – físicos – químicos Fatores do hospedeiro: – idade, frequência maior em 5 anos – sexo: masculino – estado de saúde Fatores do ambiente: – nível socioeconômico – habitação – local de trabalho etc.	Lesões da epiderme – eritema – dor local – ardor → Lesão da epiderme e camada superficial da derme – flictema – dor – edema → Destruição da derme e estruturas subjacentes → Complicações – infecção – desidratação – anemia – choque – necrose → Óbito / Sequelas / Cura		
PREVENÇÃO PRIMÁRIA	**PREVENÇÃO SECUNDÁRIA DIAGNÓSTICO PRECOCE E TRATAMENTO IMEDIATO**	**LIMITAÇÃO DA INCAPACIDADE**	**PREVENÇÃO TERCIÁRIA REABILITAÇÃO**
Promoção de saúde: – educação – habitação adequada – segurança no trabalho etc. Proteção específica: – equipamentos de proteção – equipamentos contra incêndio etc.	Identificação do agente causal Identificação do grau de comprometimento e da perda de líquidos Limpeza da área Aplicação de bacteriostáticos Administração de líquidos Antiálgicos Curativos etc.	Aplicação de autoenxertos ou homoenxertos Aplicação de antitoxina tetânica	Cirúrgica Social Laboral

- *proteção específica* – prevenção de uma doença ou de um grupo de doenças específicas, que pode ser realizada pelo uso de vacinas, soros profiláticos, combate a vetores, abastecimento de água tratada, medidas de controle do ambiente de trabalho, etc.
▶ *Prevenção secundária* – se a doença não for bloqueada no período pré-patogênico, será necessário fazer uso de ações que impeçam sua evolução. O *diagnóstico precoce* e o *tratamento imediato* são ações prementes que incluem diagnóstico clínico e laboratorial e terapêutica. A *limitação da incapacidade* pode ser conseguida evitando-se a progressão da doença e o aparecimento da invalidez. Essa fase inclui o tratamento dos processos que não foram diagnosticados e tratados precocemente.
▶ *Prevenção terciária* – é composta de medidas de *reabilitação* com a finalidade de prevenir a incapacidade total depois que as alterações já se estabilizaram. Abrange a integração do indivíduo em ocupações especiais, terapia ocupacional, reeducação nos aspectos físico, psíquico e social.

O quadro 2 mostra uma situação prática de ocorrência da doença e prevenção.

Uma doença pode ser *controlada, eliminada* ou *erradicada* mediante medidas de profilaxia de abrangência populacional.

O *controle* reduz a incidência da doença para níveis compatíveis com o estado de saúde da população.

A *eliminação* reduz a incidência da doença para níveis desprezíveis, até que ela deixe de ser problema de saúde pública. Como exemplo temos a poliomielite.

A *erradicação* elimina a doença e o agente causal. É o caso da varíola, por exemplo, apesar de seu agente existir em laboratório.

Promoção da saúde

O conhecimento acumulado sobre o processo saúde–doença, aliado ao de várias outras ciências, como sociologia, antropologia, política e a predisposição de movimento social por mudanças políticas e culturais em saúde, gerou condições que favoreceram o surgimento de um movimento internacional em favor da promoção da saúde. Esse movimento se faz notar em encontros, tais como a Conferência Internacional sobre Atenção Primária à Saúde, na antiga URSS, em 1978, que gerou a Declaração de Alma-Ata; a de Ottawa, no Canadá, em 1986, sobre Promoção da Saúde; a de Adelaide, na Austrália, em 1988, sobre Políticas Públicas Saudáveis; a de Sundsvall, na Suécia, em 1991, sobre Ambientes Saudáveis e Desenvolvimento Sustentável; a de Bogotá, na Colômbia, em 1992, sobre Linhas de Promoção para Países em Desenvolvimento; a de Jacarta, na Indonésia, em 1997, sobre Promoção da Saúde no Século XXI; e, ainda, em 2000, a V Conferência Internacional sobre Promoção da Saúde, no México, seguida, em 2005, pela VI Conferência Internacional sobre Promoção da Saúde, na Tailândia.

Do ponto de vista da promoção social, a saúde é um produto social. Promover a saúde é construir a sociedade em alicerces seguros para garantir qualidade de vida, cidadania, ética e equidade.

Esse é um assunto amplo e importante que merece atenção, mas impossível de ser abordado nesta publicação.

Aplicação básica da epidemiologia 4

A epidemiologia fornece subsídios para:
- o estudo dos fenômenos epidemiológicos;
- a reconstrução da história natural das doenças e como elas se difundem na população;
- a identificação dos fatores causadores e protetores de doenças na comunidade e no trabalho, possibilitando sua prevenção;
- a avaliação das intervenções sanitárias preventivas, diagnósticas e terapêuticas;
- os indicadores para a escolha de prioridades em saúde pública;
- o planejamento e a avaliação dos serviços de saúde públicos, privados, na comunidade ou no trabalho;
- a avaliação técnica para a solução de problemas legais (exemplo: doenças relacionadas ao trabalho);
- a classificação das doenças.

A epidemiologia aplicada à saúde do trabalhador vem demonstrando a relação entre as condições físicas, ambientais, sócio-organizacionais, entre outras, e o desenvolvimento de doenças graves e fatais, tais como cânceres, pneumoconioses, traumas seguidos de morte ou sequelas irreversíveis.

Variáveis ou fatores populacionais

Os fatores podem estar relacionados com o *meio*, com a *população* ou com o *tempo* e o *espaço*.

Fatores relacionados com o meio

Os fatores relacionados com o *meio* podem ser físicos, químicos ou biológicos.

- *Fatores físicos* – temperatura, grau de umidade, pluviosidade, radiações, latitude e altitude, relevo e composição do solo, existência e natureza de coleções de água, regime de ventos, etc.
- *Fatores químicos* – para a população em geral, o excesso ou a falta, em condições normais, de determinados componentes químicos no solo, na água ou no ar podem constituir fatores de doença. Como exemplo podemos citar o caso do bócio endêmico em regiões distantes do mar, que são carentes de iodo; o que justifica adição de iodo no sal de cozinha. A toxicologia estuda e relaciona, no ambiente de trabalho, uma série de doenças, muitas vezes fatais, decorrentes da presença de substâncias químicas no meio ambiente, como sílica, chumbo, asbesto, mercúrio, entre muitas outras.
- *Fatores biológicos* – de substâncias orgânicas e micro-organismos até animais que participam da transmissão de doenças ao homem, todos têm sua importância e associação na ocorrência de doenças. Como exemplo de doença transmissível no ambiente de trabalho podemos citar a raiva: o cão acometido pode morder diversos profissionais que trabalham nas ruas. Há também os criadores de animais, que podem ser infectados por diversos agentes microbianos e parasitários.

Fatores relacionados com a população

Os fatores relacionados com a *população* são: idade, gênero, ocupação e situação socioeconômica, grupos específicos (etnia, religião, local de nascimento e outros), aspecto geral de saúde (gravidez, puberdade, menopausa e outros) e condições de vida (habitação, educação, saneamento, assistência à saúde).

- *Idade* – de modo geral é o fator mais importante a ser considerado. Em tabulação de dados, comumente a frequência de determinado evento é mostrada por idade ou por faixa etária. Dessa maneira, é possível estudar o comportamento da doença em relação à faixa etária atingida. Gráficos do tipo pirâmide etária são usados para mostrar a distribuição da população segundo idade e gênero. Ver gráficos 1, 2 e 3.

Os gráficos 1, 2 e 3 são exemplos do efeito da evolução demográfica que vem ocorrendo na população de países industrializados, principalmente da Europa, da América do Norte, do Japão; e no Brasil, onde a evolução demográfica teve início mais recentemente e mais intenso.

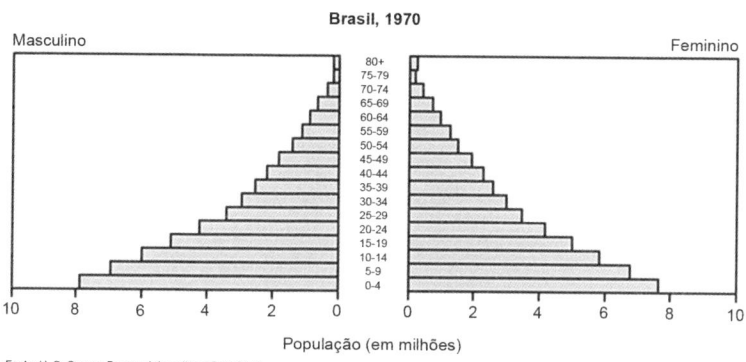

GRÁFICO 1. POPULAÇÃO RESIDENTE TOTAL POR GÊNERO E GRUPOS DE IDADE CORRESPONDENTE A 1970, BRASIL

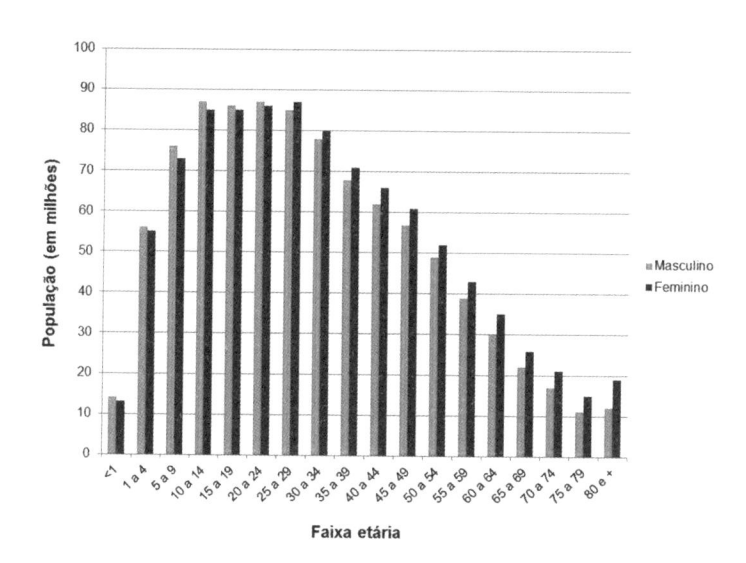

GRÁFICO 2. POPULAÇÃO RESIDENTE TOTAL POR GÊNERO E GRUPOS DE IDADE CORRESPONDENTE A 2010, BRASIL

O gráfico 3 mostra exemplo de efeito mais radical da evolução demográfica que vem ocorrendo na Europa, em particular, na Itália que, atualmente, está entre os países com menores taxas de fertilidade, 1.28 crianças para cada mulher, em 2005.

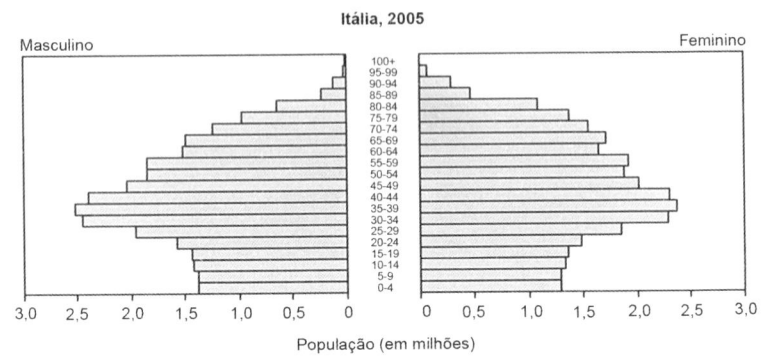

GRÁFICO 3. POPULAÇÃO TOTAL POR GÊNERO E GRUPOS DE IDADE CORRESPONDENTE A 2005, ITÁLIA

TABELA 1. MORTALIDADE POR CAUSAS EXTERNAS, SEGUNDO SEXO E TIPO DE CAUSA, NO ESTADO DE SÃO PAULO, 2005

Causa	Homens N°	Coef.	Mulheres N°	Coef.	Total N°	Coef.
Acidentes de transporte	5.637	29,3	1.320	6,6	6.959	17,7
Quedas	1.155	6,0	390	1,9	1.545	3,9
Afogamento e submersões acidentais	873	4,5	105	0,5	978	2,5
Queimaduras	89	0,5	56	0,3	145	0,4
Envenenamentos	9	0,0	3	0,0	12	0,0
Suicídios	1.280	6,7	335	1,7	1.615	4,1
Homicídios	8.037	41,8	774	3,9	8.814	22,5
Eventos (fatos) cuja intenção é indeterminada	3.470	18,0	1.211	6,1	4.686	11,9
Todas as outras causas externas	1.623	8,4	642	3,2	2.265	5,8
Total	22.173	115,3	4.836	24,2	27.019	68,9

Fonte: SIM/SES-SP, *Boletim Epidemiológico Paulista*, 2006.

- *Gênero* – é o segundo mais importante fator comumente considerado. Diversas doenças se comportam de forma diferente no gênero masculino e no feminino, como é o caso daquelas relacionadas com os órgãos reprodutores ou dependentes de fatores geneticamente ligados ao sexo ou de condições e/ou hábitos de vida peculiares a cada gênero.
- *Ocupação e situação socioeconômica* – a ocupação dos indivíduos tem alto significado, pois pode expressar diferentes graus de exposição a agressores, como sílica, chumbo, ruído, radiações, sedentarismo, tensão decisória, trabalho noturno, alienação, etc. A classificação socioeconômica é feita de forma mais ou menos complexa, por meio de levantamento de variáveis relacionadas com ocupação, renda familiar, habitação, local de moradia e outras.
- *Grupos específicos* – substituem subgrupos da população com características próprias que se destacam da população em geral. Tais grupos são identificados por etnia, religião, local de nascimento ou outros aspectos.
- *Aspecto geral de saúde* – o estado fisiológico, caracterizado por situações específicas como puberdade, gravidez, menopausa, é comumente considerado. O estado nutricional, as doenças intercorrentes ou preexistentes e a tensão psíquica também podem ser abordados.
- *Condições de vida* – muitos itens podem envolver esse aspecto: habitação, coexistência com roedores e vetores, limpeza, aglomeração, promiscuidade, isolamento, educação em geral, abastecimento de água, destino dos excretas e do lixo, poluição do ar, disponibilidade de assistência à saúde no que diz respeito ao atendimento a doentes, à promoção da saúde e à proteção específica contra doenças.

Quanto aos fatores relacionados com o *tempo* e o *espaço*, a ocorrência de doenças pode variar de local para local em um mesmo tempo (variação no espaço) ou de época para época num mesmo local (variação no tempo). As variações no tempo e no espaço mostram a intensidade com que todas as outras variáveis atuam.

Comparações entre continentes, países, regiões de um mesmo país ou localidades exigem comparabilidade dos dados quanto à composição das populações e à fidedignidade das informações.

Para mostrar a variação da frequência do evento quanto ao espaço e tempo são usados mapas de frequência (ver mapa 1).

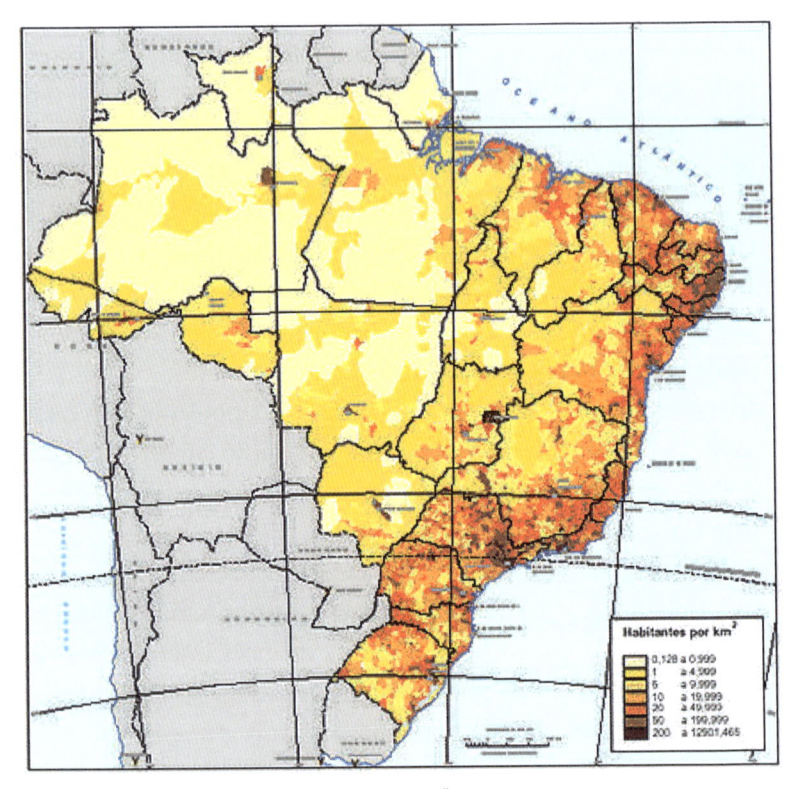

MAPA 1. DENSIDADE DA POPULAÇÃO HUMANA DO BRASIL
(HABITANTES/km²), EM 2000.
Fonte: IBGE, 2000.

Informações de saúde ou medidas de saúde

Todo o trabalho da epidemiologia baseia-se no levantamento e na análise de dados de uma determinada população.

São consideradas fontes de informação de saúde:
- notificação compulsória de doenças;
- estatísticas hospitalares;
- estatísticas ambulatoriais;

- registros em indústrias e escolas;
- registros de óbitos;
- registros especiais de saúde;
- registros de médicos particulares;
- inquéritos de morbidade;
- seguro social e de saúde;
- censo de população (inclusão de perguntas sobre saúde).

Avaliação de risco e proteção

A variação é evidente em quase todas as características individuais, incluindo medidas antropométricas, doenças, hábitos alimentares, condições ambientais e estilo de vida, entre outras. A medida de uma única característica é chamada de *variável*. A estatística possibilita ao investigador:
- descrever a variação entre variáveis;
- determinar se variações observadas são devidas a diferenças reais; e
- determinar o padrão e a intensidade (força) de associação entre variáveis.

Uma grande variedade de testes é utilizada pela estatística para determinar a relação entre duas ou mais variáveis.

Os fatores de risco ou de proteção considerados numa pesquisa são chamados de *variáveis independentes*, e os eventos estudados, causados pelos fatores de risco, são chamados de *variáveis dependentes*.

Os indivíduos pesquisados são agrupados, segundo a exposição, em expostos e não expostos, e, segundo a presença ou ausência do evento/doença, em doentes (casos) e não doentes (controles).

O método utilizado para comparar o risco de o evento ocorrer em determinada população depende do método utilizado no estudo epidemiológico.

O estudo caso-controle possibilita a medida relativa do risco, chamada de *risco relativo*, enquanto estudos de coorte e experimentais possibilitam a medida absoluta e relativa do risco.

Os dados são mostrados na tabela 2, padronizada 2 x 2. Exemplo:

TABELA 2. PADRONIZADA 2 X 2 PARA DEMONSTRAR A ASSOCIAÇÃO ENTRE UM FATOR DE RISCO E UMA DOENÇA

		\multicolumn{3}{c}{*Status* em relação à doença}		
		Doente	Não doente	Total
Status em relação ao fator de risco	Exposto	a	b	a + b
	Não exposto	c	d	c + d
	Total	a + c	b + d	a + b + c + d

Interpretação das casclas *a, b, c* e *d*:
a = número de indivíduos expostos ao fator de risco e doentes
b = número de indivíduos expostos ao fator de risco e não doentes
c = número de indivíduos não expostos ao fator de risco e doentes
d = número de indivíduos não expostos ao fator de risco e não doentes
a + b = todos os indivíduos expostos ao fator de risco
c + d = todos os indivíduos não expostos ao fator de risco
a + c = todos os indivíduos doentes
b + d = todos os indivíduos não doentes
a + b + c + d = todos os indivíduos estudados

O risco de os indivíduos expostos apresentarem doença =
= risco$_{(expostos)}$ = R_E = [a / (a + b)]

O risco de os indivíduos não expostos apresentarem doença =
= risco$_{(não\ expostos)}$ = $R_{\bar{E}}$ = [c / (c + d)]

O risco atribuível a um fator é a diferença entre o risco apresentado pelos expostos e o risco apresentado pelos não expostos.

O risco atribuível = RA = R_E − $R_{\bar{E}}$ = [a / (a + b)] − [c / (c + d)]

O risco relativo pode ser expresso em razão de risco e *odds ratio*.

Razão de risco = RR = R_E / $R_{\bar{E}}$ = [a / (a + b)] / [c / (c + d)]

Odds ratio ou razão de probabilidade é a probabilidade de exposição no grupo doente dividida pela probabilidade de exposição no grupo não doente.

Odds ratio = OR = (a / c) / (b / d) = ad / bc

Métodos epidemiológicos 5

Os estudos epidemiológicos devem ser capazes de:
- comparar uma variável (exemplo.: a frequência de uma doença) entre dois ou mais grupos em um ponto no tempo, ou entre um grupo antes e depois de receber uma intervenção (exemplo.: frequência da doença antes e depois do uso de sua vacina);
- quantificar a comparação em termos absolutos (diferença entre o risco apresentado pelo grupo dos expostos e o risco apresentado pelo grupo dos não expostos) e em termos relativos (risco relativo e *odds ratio*);
- determinar em que circunstâncias o fator de risco e a doença ocorrem e determinar a sequência no tempo;
- minimizar os erros, a confusão e outros problemas que interferem na interpretação dos dados.

Podem ser classificados em:
- Estudos observacionais:
  - ecológicos, transversais e longitudinais – prospectivos e retrospectivos;
  - transversais ou de prevalência (*cross-sectional*);
  - coorte ou longitudinais (*follow-up*): prospectivos e retrospectivos;
  - caso-controle;
  - estudo de caso: estudos individualizados;
- Estudos experimentais: ensaios controlados.
- *Screening*.

Os estudos podem ter caráter retrospectivo ou prospectivo, de acordo com o tempo em que o investigador inicia a observação. Se a doença já ocorre ou está ocorrendo e o observador se reporta ao momento anterior ao seu início, trata-se de um estudo retrospectivo. Se, ao contrário, a observação tem início a partir de um determinado momento e continua no decorrer do tempo, o estudo é prospectivo.

Os estudos observacionais pretendem não interferir no andamento dos fenômenos e analisam dados coletados por serviços existentes na comunidade ou pelo pesquisador.

- *Estudos ecológicos (descritivos)* – utilizam dados agregados referentes a uma população, comunidade ou grupo de pessoas, geralmente coletados por sistemas de informação. Os indivíduos não são identificados. Fornecem informações gerais sobre a difusão da doença e dos fatores de risco. São adequados para fundamentar hipóteses.

Os outros três tipos de estudos observacionais utilizam dados individuais, geralmente coletados pelo próprio pesquisador:

- *Estudos transversais ou de prevalência (cross-sectional)* – quantificam os fenômenos sanitários de uma população ou de uma amostra dela. São utilizados principalmente em serviços de saúde, para o estudo de populações que não contam com sistemas de informação, para gerar hipóteses.
- *Estudos de coorte ou longitudinais* – geram e testam hipóteses, avaliam fatores de risco e de proteção da doença. Comparam o desenvolvimento de uma ou mais doenças, em determinado e relativamente longo período de tempo, em subgrupos da população, segundo exposição e não exposição. A população é observada (*follow-up*) com a finalidade de registrar os "casos" ou evento ao longo do tempo (taxa de incidência) e os de morte (taxa de mortalidade).
- *Estudos caso-controle* – geram e testam hipóteses. Comparam um grupo de indivíduos doentes ou que apresentam o fenômeno a ser estudado (casos) com um ou mais grupos de indivíduos não doentes ou que não apresentam o fenômeno a ser estudado (controles), mas com as mesmas características dos casos (exemplos.: idade, procedência, gênero, hábitos, costumes, residência e outros).

Os estudos experimentais consistem em testes planejados que procuram determinar qual a melhor intervenção (tratamento, prevenção, reabilitação). São utilizados para testar fatores de proteção, como vacinas e alimentos. Quando produzidos de forma planejada, possibilitam a produção de resultados com menor possibilidade de erro ou distorção. Utilizam a alocação aleatória (randomizada). A alocação randomizada evita viés – tendenciosidade – na seleção dos participantes que receberão a intervenção. É o caso do ensaio clínico aleatório.

Outro tipo de estudo epidemiológico descritivo é o *estudo de caso*, o mais essencial dos exames individuais. Consiste em um cuidadoso e detalhado estudo feito por um ou mais profissionais sobre um único paciente ou uma série deles.

Como exemplo podemos citar um estudo de caso realizado em 1961, que descreveu o desenvolvimento de embolia pulmonar em uma mulher de 40 anos de idade, em pré-menopausa, cinco semanas após iniciar o uso de anticoncepcional oral para tratar uma endometriose.

Sendo a embolia pulmonar mais comum em mulheres na menopausa, o investigador levantou a hipótese de que a droga poderia ter sido responsável por essa ocorrência rara. Por outro lado, o uso de anticoncepcional oral não é comum nessa faixa etária. Outras características da paciente ou sua história de saúde podem ter favorecido a ocorrência, tendo sido mera coincidência o fato de ter usado o anticoncepcional e desenvolvido a doença.

A questão é que o desenvolvimento de embolia pulmonar em mulheres é mais frequente entre as que usaram anticoncepcional do que entre as que não usaram. Assim, o estudo de caso descrevendo a experiência com uma única paciente foi sugestivo de uma possível ocorrência da doença motivada pelo mesmo determinante, mas sem confirmação.

O estudo de caso individual pode ser expandido para o *estudo de caso em série*, que descreve características de um número de pacientes com uma determinada doença. Programas de vigilância frequentemente usam o estudo de caso em série, que pode sugerir o aparecimento de novas doenças ou epidemias.

Por exemplo, em três hospitais de Los Angeles, durante seis meses, entre 1980 e 1981, cinco homens jovens, homossexuais, foram diagnosticados como tendo pneumonia por *Pneumocystis carinii*. Até então, esse tipo de pneumonia só havia sido encontrado em mulheres e homens idosos com supressão do sistema imunológico.

Essa ocorrência inusitada sugeriu que aqueles indivíduos estariam sofrendo de uma doença desconhecida, que foi chamada de síndrome da imunodeficiência adquirida (aids).

Novos casos sugeriram a hipótese de que algum aspecto do comportamento sexual poderia estar relacionado com o risco de adquirir a doença.

O teste da hipótese levantada pelo estudo de caso requer uma avaliação do comportamento da doença entre grupos de indivíduos expostos e não expostos ao fator de interesse.

▶ *Screening* – palavra importada do inglês, o screening faz parte da prevenção secundária. Consiste em levantar dados pela aplicação de testes, exames, questionários e/ou outros procedimentos de execução rápida e fácil.

O uso do *screening* deve ser questionado quanto à sua capacidade de aumentar significativamente a duração e a qualidade de vida, quanto à capacidade preditiva dos testes utilizados, quanto à disponibilidade de diagnóstico e tratamento dos casos positivos, quanto aos problemas psicológicos ligados ao falso-positivo, quanto ao custo, quanto à modalidade e técnica de execução dos testes, quanto à invasão e aos danos provocados pelos testes. Resultados falso-negativos podem retardar o diagnóstico da doença, visto que a população envolvida nos testes pode se sentir segura quanto ao seu estado de saúde e não procurar atendimento na ocorrência de sinais e sintomas leves.

Algumas doenças suscetíveis ao *screening*: fenilcetunúria, mucoviscidose, galatossemia, albinismo, hipotireoidismo congênito, anemia ferropriva, criptorquidismo, surdez, alterações oculares, glaucoma, diabetes melito, hipertensão, tumores (cervical, mama, cólon, reto, cutâneo, próstata, brônquios), talassemia, síndrome de Down, spina bífida, doenças cardiovasculares, infecção por HIV.

Método epidemiológico

O estudo epidemiológico segue um método chamado de científico ou epidemiológico, que tem a finalidade de controlar o desenvolvimento da pesquisa para evitar erros ou distorções que interferem no seu resultado.

A implantação do estudo prevê diversas fases sequenciais, nas quais os objetivos e as hipóteses são formulados, o assunto é estudado profundamente, o grupo de trabalho se organiza, as variáveis são escolhidas, o método de estudo é definido, protocolos são montados, população e amostra são calculadas e definidas, instrumentos de coleta de dados são criados e testados, autorização de pesquisa é solicitada ao Comitê de Ética, entre outras.

O Ministério da Saúde, por meio do Conselho Nacional de Saúde, regulamenta as pesquisas envolvendo seres humanos: Resolução nº 466/12 (Diretrizes e Normas Regulamentadoras de Pesquisas Envolvendo Seres Humanos), Resolução nº 251/97, de 7/8/97 (Normas de Pesquisa com Novos Fármacos, Medicamentos, Vacinas e Testes Diagnósticos Envolvendo Seres Humanos).

Erros sistemáticos podem distorcer os resultados finais, levando o pesquisador a afirmações errôneas quanto à hipótese formulada no início do trabalho. Podem estar relacionados à seleção e alocação dos indivíduos, à detecção e medição dos fatores de risco ou à memória em relação aos fatos vivenciados.

A relação entre as variáveis estudadas, tais como confusão, sinergismo ou interação podem interferir na qualidade dos resultados de uma pesquisa.

O papel da estatística

A estatística é instrumento fundamental para a epidemiologia. Por meio dela é possível:
- *definir o tamanho da amostra* – ou seja, determinar quantos e quais elementos de uma população precisarão ser estudados, para que eles representem ou sejam um espelho dessa população;
- *coletar dados adequados* – definir como os dados devem ser coletados para que eles representem o que acontece na população;
- *tabular dados* – agrupar e contabilizar os dados coletados;
- *elaborar tabelas e gráficos* – mostrar os dados tabulados de forma clara e objetiva, por meio de tabelas ou gráficos;
- *analisar a associação entre exposição e doença*;
- *testar hipóteses* – confirmar se a hipótese levantada pelo pesquisador é verdadeira ou não;
- *verificar a significância estatística* – ou seja, determinar se os achados têm importância do ponto de vista da estatística.

Em outras palavras, podemos dizer que a estatística traduz a linguagem teórica da epidemiologia para uma linguagem operacional, probabilística.

Como vimos anteriormente, os dados coletados podem ser utilizados como valores absolutos ou relativos.

Valor absoluto é a quantidade de ocorrência de determinado evento. Exemplo: no ano de 1980 ocorreram 56 mortes por suicídio no estado da Paraíba, enquanto no estado de São Paulo esse número foi de 1.241. Esses valores são absolutos, pois não expressam relação alguma com a população existente na Paraíba ou em São Paulo. Apenas com esses dados não há como comparar a ocorrência de mortes por suicídio nos dois estados.

Para comparar as frequências de mortalidade e morbidade é necessário transformá-las em *valores relativos*.

Coeficiente é a relação entre o número de eventos *reais* (os acontecimentos) e os *esperados* (que poderiam acontecer). É medida de probabilidade. O numerador exprime o número de eventos ocorridos e o denominador exprime a população efetivamente exposta ao evento. Num coeficiente de câncer de próstata, por exemplo, as mulheres são excluídas da população que vai compor o denominador.

Índice é a relação entre a frequência de determinado evento dentro de uma população. Nesse caso, o numerador expressa a frequência absoluta de um evento que é subconjunto das frequências registradas no denominador, de caráter mais abrangente. Geralmente, os índices são apresentados de forma porcentual.

Os coeficientes e os índices são indicadores do nível de saúde, isto é, medem a saúde da coletividade. Os coeficientes mais utilizados em saúde pública são os de *mortalidade, prevalência* e *incidência*. Os índices mais empregados são os de *razão de mortalidade proporcional* ou *índice de Swardop e Uemura* e *mortalidade infantil proporcional* (ver índices e coeficientes nos "Anexos 1 e 2").

Na medição das condições de saúde de uma população muitos outros fatores, além de morte e doença, são utilizados:

▶ *Esperança de vida* – número médio de anos que ainda faltam para serem vividos pelos sobreviventes, em uma idade *x*, pressupondo que as condições de vida e de saúde permanecem inalteradas em relação ao ano considerado. Quanto menor a esperança de vida, piores as condições de saúde da população.

▶ *Condições do meio* – abastecimento de água, rede de esgoto, destino dos resíduos sólidos (lixo), contaminação do ambiente por diversos poluentes.

► *Recursos materiais e humanos relacionados às atividades de saúde –* rede de unidades básicas de saúde, número de profissionais de saúde em relação à população, número de leitos hospitalares em relação à saúde.

A título de exemplo, apresentamos a seguir uma série de tabelas e suas respectivas representações em gráficos.

TABELA 1. MORTALIDADE PROPORCIONAL PARA O SEXO FEMININO SEGUNDO OS SUBGRUPOS DE CAUSAS VIOLENTAS, RESIDENTES NO MUNICÍPIO DE SÃO PAULO, 1972

Causas	%
Acidentes com veículos a motor	52,1
Outros acidentes	23,0
Suicídios	14,2
Homicídios	8,1
Demais causas externas	2,6
Total	100,0

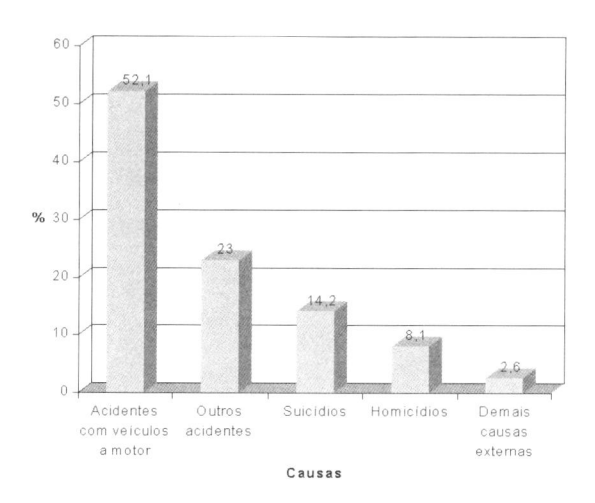

Fonte: M. H. Silveira & S. L. D. Gotlieb, " Acidentes, envenenamentos e violências como causa de morte dos residentes no município de São Paulo", em *Revista Saúde Pública*, 10 (45-55), São Paulo, 1976.

GRÁFICO 1. MORTALIDADE PROPORCIONAL PARA O SEXO FEMININO SEGUNDO OS SUBGRUPOS DE CAUSAS VIOLENTAS, RESIDENTES NO MUNICÍPIO DE SÃO PAULO, 1972

TABELA 2. DISTRIBUIÇÃO DA POPULAÇÃO OCUPADA POR ALGUNS GRUPOS DE ATIVIDADE, EM PORCENTAGEM, SEGUNDO ESTIMATIVAS DO IBGE, EM JULHO DE 2004

Grupos de atividade	%
Indústria extrativa, de transformação e distribuição de eletricidade, gás e água	7,8
Construção	7,0
Comércio	19,7
Serviços prestados à empresa, aluguéis, atividades imobiliárias e intermediação financeira	13,9
Educação, saúde, serviços sociais, administração pública, defesa e seguridade social	16,2
Serviços domésticos	7,7
Outros serviços (alojamento, transporte, limpeza urbana e serviços pessoais)	17,0

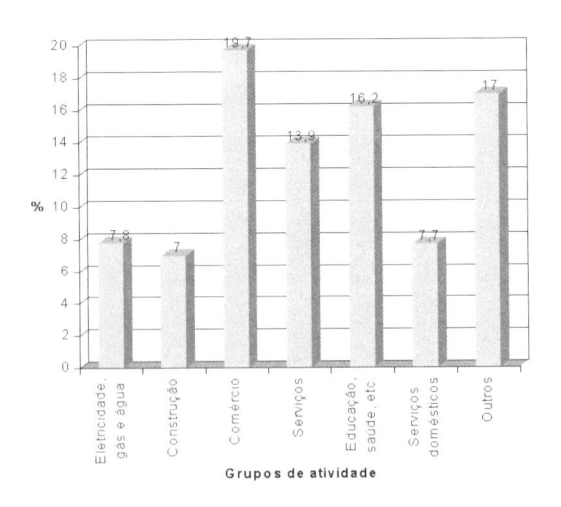

Fonte: http://www.ibge.org.br, 2005.

GRÁFICO 2. DISTRIBUIÇÃO DA POPULAÇÃO OCUPADA POR ALGUNS GRUPOS DE ATIVIDADE, EM PORCENTAGEM, SEGUNDO ESTIMATIVAS DO IBGE, EM JULHO DE 2004

TABELA 3. DISTRIBUIÇÃO DA POPULAÇÃO OCUPADA POR FORMA DE INSERÇÃO NO MERCADO DE TRABALHO, EM PORCENTAGEM, SEGUNDO ESTIMATIVAS DO IBGE, EM JULHO DE 2004

Forma de inserção no mercado de trabalho	% da PO
Empregados com carteira de trabalho assinada no setor privado[1]	38,9
Empregados sem carteira no setor privado*	15,9
Trabalhadores por conta própria	20,1

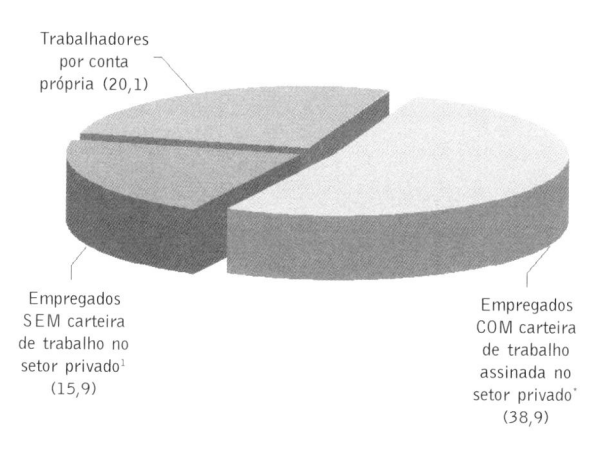

* Exclusive trabalhador doméstico, militar, funcionário público ou estatutário e outros empregados do setor público.

Fonte: http://www.ibge.org.br, 2005.

GRÁFICO 3. DISTRIBUIÇÃO DA POPULAÇÃO OCUPADA POR FORMA DE INSERÇÃO NO MERCADO DE TRABALHO, EM PORCENTAGEM, SEGUNDO ESTIMATIVAS DO IBGE, EM JULHO DE 2004

TABELA 4. COEFICIENTES DE MORTALIDADE (POR 100 MIL HABITANTES) POR MENINGITE MENINGOCÓCICA NO MUNICÍPIO DE SÃO PAULO, NO PERÍODO DE 1968 A 1974, OBSERVADOS DURANTE TODO O ANO (TOTAL) E MÊS DE JUNHO DE CADA ANO

Anos	Total	Junho
1968	1,4	0,13
1969	1,5	0,12
1970	2,1	0,22
1971	6,6	0,37
1972	15,6	1,49
1973	26,5	2,24
1974	17,0	6,26

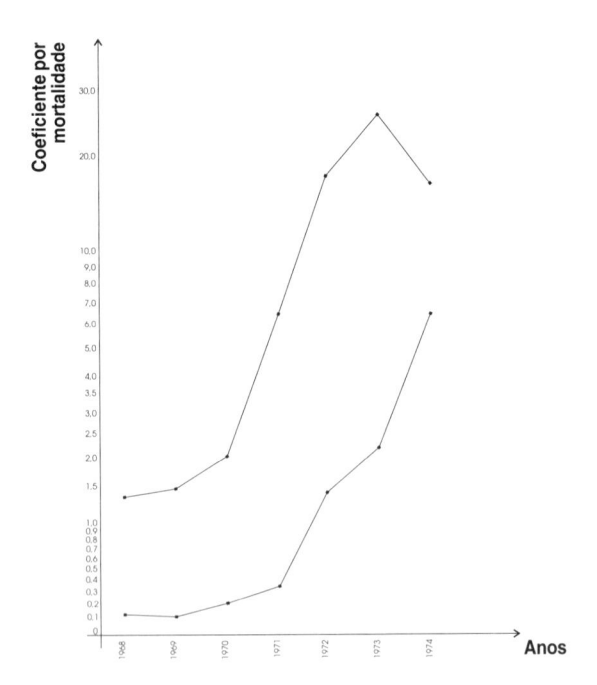

Fonte: Revista Saúde Pública, 10 (1-16), São Paulo: 1976.

GRÁFICO 4. COEFICIENTES DE MORTALIDADE (POR 100 MIL HABITANTES) POR MENINGITE MENINGOCÓCICA NO MUNICÍPIO DE SÃO PAULO, NO PERÍODO DE 1968 A 1974, OBSERVADOS DURANTE TODO O ANO (TOTAL) E MÊS DE JUNHO DE CADA ANO

TABELA 5. CRIANÇAS MENORES DE 1 ANO SEGUNDO REGISTRO DE NASCIMENTO E ESCOLARIDADE DO PAI (EM ANOS), SALVADOR, 1978

Registro	Sim		Não		Total	
Escolaridade	Nº	%	Nº	%	Nº	%
0 |— 4	60	21,0	36	33,3	96	54,4
4 |— 8	95	33,3	44	40,7	139	35,3
8 |— 12	49	17,0	19	17,6	68	17,3
12 |— 16	45	16,0	6	5,6	51	12,9
16 |— 20	35	12,0	3	2,8	38	9,6
20 |— 24	2	1,0	—	—	2	0,5
Total	286	100,0	108	100,0	394	100,0

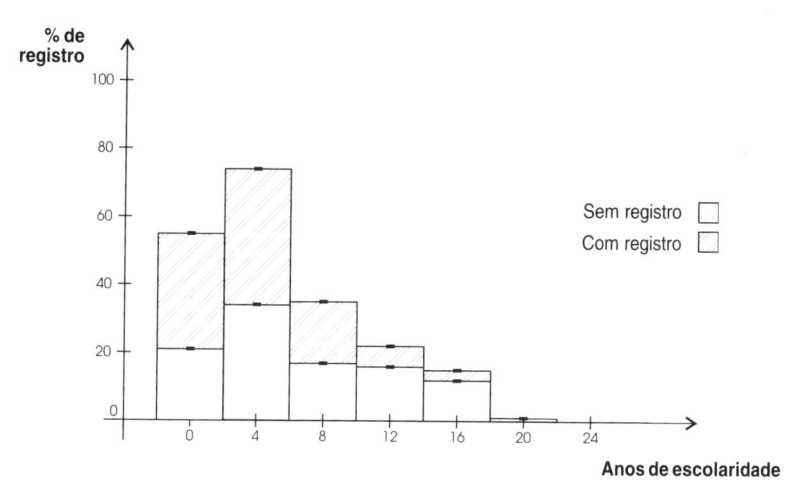

GRÁFICO 5. CRIANÇAS MENORES DE 1 ANO SEGUNDO REGISTRO DE NASCIMENTO E ESCOLARIDADE DO PAI (EM ANOS), SALVADOR, 1978

TABELA 6. DISTRIBUIÇÃO DO NÚMERO DE PACIENTES SEGUNDO GRUPO ETÁRIO. PROGRAMA A. CENTRO DE SAÚDE X, 1º SEMESTRE DE 2012

Grupo etário (anos)	Nº
10 |— 15	10
15 |— 20	15
20 |— 25	60
25 |— 30	65
30 |— 35	40
35 |— 40	50
40 |— 45	30
Total	270

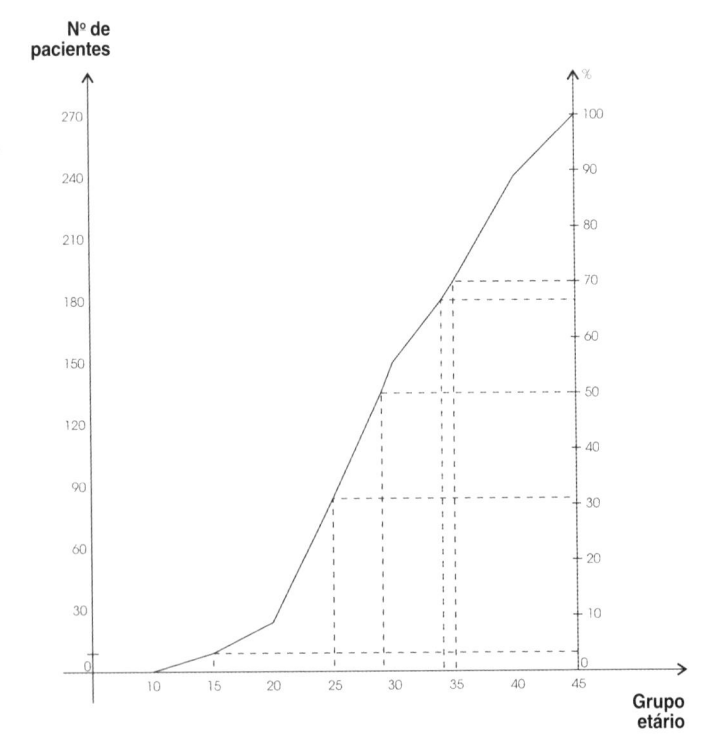

GRÁFICO 6. DISTRIBUIÇÃO DO NÚMERO DE PACIENTES SEGUNDO GRUPO ETÁRIO. PROGRAMA A. CENTRO DE SAÚDE X, 1º SEMESTRE DE 2012

TABELA 7. DISTRIBUIÇÃO DO NÚMERO DE NASCIDOS VIVOS SEGUNDO PESO AO NASCER (EM g). MATERNIDADE X, 2012

Peso ao nascer (g)	Nº
1.500 |— 2.500	1.200
2.500 |— 3.000	3.600
3.000 |— 3.500	4.800
3.500 |— 4.500	2.400
Total	12.000

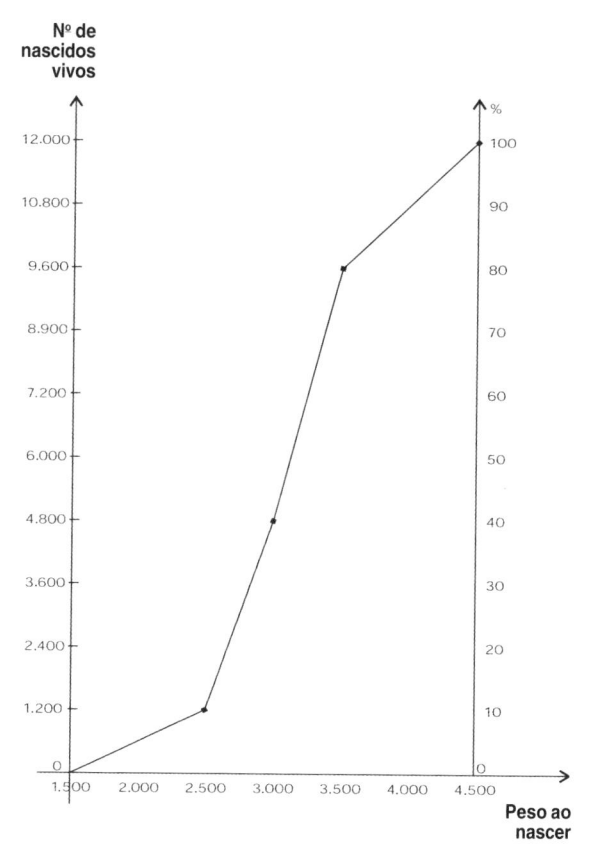

GRÁFICO 7. DISTRIBUIÇÃO DO NÚMERO DE NASCIDOS VIVOS SEGUNDO PESO AO NASCER (EM g). MATERNIDADE X, 2012

Aplicação dos conceitos epidemiológicos   6

Antes de entrarmos no mérito dos conceitos epidemiológicos propriamente ditos, vale destacar três outros que se situam no alto de uma possível hierarquia: *endemia, epidemia* (ou *surto epidêmico*) e *infeccção*.

Endemia refere-se à ocorrência de uma doença ou agravo à saúde em uma área ou grupo populacional, mantendo níveis de incidência praticamente estáveis ao longo do tempo.

Epidemia ou *surto epidêmico* refere-se à elevação acentuada da incidência de uma doença ou agravo à saúde, em uma área ou grupo populacional, além do esperado dentro de seu nível endêmico.

Infecção é um conceito que pode ser entendido como um processo de luta pela sobrevivência entre o agente etiológico e o hospedeiro, sendo que o hospedeiro serve de fonte de energia para o agente etiológico. Veremos o processo infeccioso apenas do ponto de vista do hospedeiro, no caso, o homem.

Genericamente uma doença pode estabelecer-se por meio de:

▶ *Infecção* – penetração, no organismo de um homem ou de um animal, de um agente que aí se desenvolve ou se multiplica, podendo resultar (ou não) em doença, aparente ou inaparente, chamada de *infecciosa*. A presença desses agentes na superfície do corpo, nos objetos (fômites), na água ou nos alimentos não constitui infecção, mas sim *contaminação*. Fala-se, por exemplo, em *água contaminada, ambiente de trabalho contaminado*.

▶ *Infestação* – alojamento, com ou sem desenvolvimento e reprodução, de artrópodes na superfície do corpo ou nas vestes. Exemplos: escabiose, pediculose.

▶ *Absorção de produtos tóxicos do agente* – ocorre, geralmente, por ingestão. Nesse caso não há infecção, pois o agente produz a toxina fora do organismo do hospedeiro. Exemplo: toxina botulínica.

Epidemiologia das doenças infecciosas

O processo infeccioso envolve o *agente infeccioso*, as *fontes de infecção*, o *hospedeiro* e o *processo de transmissão*.

Agente infeccioso

O agente etiológico responsável pela infecção é o ser vivo, que é capaz de penetrar, alojar-se e multiplicar-se no hospedeiro, espoliando-o e causando-lhe enfermidade. Os vírus, as rickéttsias, as bactérias, os fungos, os protozoários e os helmintos são agentes etiológicos vivos que sobrevivem por parasitismo.

No caso de outras doenças não infecciosas e muitos fatores de risco, o agente infeccioso é de natureza inanimada (abiótico): radiações, poluentes químicos do ar, da água, do solo e dos alimentos, drogas, álcool, fumo e outros.

De forma geral, cada doença é provocada por um determinado agente etiológico. Alguns agentes podem provocar vários tipos de doenças. Por exemplo, o estreptococo A, beta-hemolítico, é agente de faringite, amigdalite estreptocócica, escarlatina, impetigo, endocardite bacteriana, infecção puerperal estreptocócica, erisipela e distúrbios tardios, como febre reumática e glomerulonefrite. E há doenças que podem ser provocadas por mais de um agente, como, por exemplo, a meningite meningocócica, causada por *Neisseria meningitidis*, e a meningite pneumocócica, causada por *Streptococcus pneumoniae*.

O agente etiológico e os fatores de risco são *agentes patogênicos*. O número de espécies suscetíveis ao mesmo agente etiológico é variável. Assim, os vírus do sarampo, da varíola e da poliomielite só provocam infecção no homem, enquanto o vírus da raiva infecta quase todos os mamíferos. As leptospiras, por sua vez, são capazes de infectar mamíferos, aves, répteis e peixes. Desse ponto de vista, é mais provável controlar ou erradicar o sarampo do que a leptospirose.

Um agente infeccioso é considerado mais ou menos agressivo dependendo de características, tais como infectividade, dose infectante, poder invasivo, patogenicidade, virulência e poder imunogênico.

Infectividade é a capacidade do agente de penetrar, alojar-se e reproduzir-se no hospedeiro, ou seja, de infectar o hospedeiro. Quanto mais hospedeiros ele infecta, maior sua infectividade.

$$\text{Infectividade} = \frac{\text{número de pessoas infectadas}}{\text{população exposta}}$$

Os vírus do sarampo e da gripe, por exemplo, apresentam alta infectividade, e o bacilo da hanseníase, baixa infectividade.

Dose infectante é a quantidade de agente necessária para iniciar a infecção.

Poder invasivo é a capacidade do agente de se difundir através do organismo do hospedeiro. Alguns se multiplicam em tecidos superficiais, como o *Sarcoptes scabiei*, agente da escabiose. Outros invadem a corrente sanguínea e provocam septicemia (exemplo: septicemia do RN por estreptococo beta-hemolítico do grupo B) ou se instalam preferencialmente em determinados órgãos, como é o caso da tuberculose pulmonar.

Patogenicidade é a capacidade do agente de provocar sintomas. Como exemplo de agente de alta patogenicidade, pode-se citar o vírus da raiva, e de baixa patogenicidade, o vírus da poliomielite.

Virulência é a capacidade de um agente produzir casos graves ou letais. Depende de sua capacidade para produzir toxinas e de multiplicação no organismo parasitado. A virulência pode ser avaliada pelos coeficientes de letalidade e de gravidade. Os vírus da raiva e do tétano apresentam alta virulência.

Poder imunogênico é a capacidade do agente de provocar resposta imunológica específica no hospedeiro. Se o poder imunogênico é alto, dificilmente a mesma infecção se repete no mesmo indivíduo. É o caso das doenças próprias da infância, da gripe e da aids. A malária tem baixo poder imunogênico, portanto pode ocorrer mais de uma vez num mesmo indivíduo.

Fontes de infecção

Podemos considerar dois tipos de fontes de infecção: a primária e a secundária.

Fonte primária de infecção é o ser responsável pela existência do agente etiológico na natureza, onde ele vive e se reproduz, sendo capaz de transmiti-lo a um hospedeiro, diretamente ou com a mediação do ambiente, dando início ao processo infeccioso. A fonte primária pode ser um homem (antroponose), um animal (zoonose) ou mais raramente um vegetal (fitonose), como, por exemplo, plantas que albergam o *Paracoccidioides brasiliensis*, agente da blastomicose sul-americana.

Fonte secundária de infecção é o local onde o agente fica albergado, aguardando o hospedeiro. Exemplo: o solo, que abriga o agente do tétano, cuja fonte primária é o intestino dos equinos.

O hospedeiro

O novo hospedeiro, ao ser invadido pelo agente, pode reagir de três formas: com refratariedade, resistência ou suscetibilidade.

Refratariedade é a característica de uma espécie, humana ou não, de inviabilizar o desenvolvimento ou a multiplicação do agente infeccioso.

Resistência é a capacidade do indivíduo de inviabilizar o desenvolvimento e multiplicação do agente infeccioso em seu organismo (indivíduo resistente), por meio de algum mecanismo natural ou por imunização artificial. Pode ser adquirida de forma natural ou artificial, e ambas de forma ativa ou passiva. O indivíduo adquire *resistência natural ativa* em consequência de uma infecção; já a *resistência natural passiva* é a adquirida pelo recém-nascido através da via placentária. A *resistência artificial ativa* é a induzida pela vacina e a *artificial passiva* é a adquirida por aplicação de soro hiperimune ou imunoglobulina humana.

Suscetibilidade é a capacidade do indivíduo (pessoa, animal ou espécie) de, em condições naturais, viabilizar o desenvolvimento e a multiplicação do agente infeccioso em seu organismo (hospedeiro suscetível).

O conjunto de todos os indivíduos de uma espécie hospedeira suscetível à infecção estará formada por:
- indivíduos não infectados:
  - não expostos;
  - suscetíveis expostos, ainda não infectados;

- indivíduos infectados (e infectantes):
  - doentes;
  - portadores.

Processos de transmissão

Os agentes infecciosos são transmitidos por meio de:
- *Contágio direto ou contato direto* – o agente não passa pelo ambiente.
- *Contaminação ambiental* – o agente passa por considerável permanência no ambiente; seu comportamento pode ser:
  - *passivo:* a transmissão depende de um transportador, que pode ser um veículo inanimado ou um veículo animado, chamado *vetor mecânico*;
  - *ativo:* o sucesso da transmissão depende da capacidade de penetração.
- *Contágio mediato ou contato indireto* – o agente permanece por curto período no ambiente.

Epidemiologia das doenças crônicas ou não infecciosas (e das doenças do trabalho)

As doenças crônicas compreendem distúrbios ou desvios da normalidade que têm uma ou mais das seguintes características:
- causam incapacidade residual;
- são decorrentes de alterações patológicas irreversíveis;
- requerem envolvimento pessoal do paciente para a reabilitação;
- exigem um longo período de supervisão, observação ou tratamento.

Algumas doenças não infecciosas:
- tumores malignos;
- doenças de fundamento psicossocial:
  - alcoolismo, toxicomanias, doenças mentais;
- doenças carenciais:
  - kwashiorkor, escorbuto, beribéri, raquitismo, xeroftalmia, anemia ferropriva;

- doenças cardiovasculares:
  - hipertensão arterial;
  - aterosclerose;
  - insuficiência cardíaca;
  - doenças do pericárdio;
- doenças no trabalho – (Lista completa: Portaria nº 1.339/GM/MS de 18-11-1999):
  - pneumoconioses, intoxicações por chumbo, mercúrio, manganês, benzeno, pesticidas, etc., dermatoses, distúrbios da audição causados por ruído, distúrbios causados por alta pressão ou temperatura;
- doenças genéticas:
  - hemofilia, galactosemia, fenilcetonúria;
- doenças metabólicas:
  - diabetes melito, gota úrica, hipercolesterolemia;
- doenças respiratórias:
  - enfisema pulmonar, asma brônquica;
- doenças endócrinas:
  - cretinismo, acromegalia;
- defeitos congênitos;
- defeitos físicos e mentais consequentes de traumatismo;
- doenças degenerativas relacionadas à idade avançada:
  - perda da visão, perda da audição, déficit de motricidade.

Controle das doenças

Em saúde pública, o controle das doenças está principalmente voltado para as infecciosas e, atualmente, também para as crônico-degenerativas.

Em saúde no trabalho, o controle de doenças visa aquelas provocadas por condições específicas, inerentes ao ambiente de trabalho, sua forma de desenvolvimento e suas repercurssões para o ambiente ecológico.

Apesar da diferença na abrangência, esses dois aspectos – público e no trabalho – requerem cuidados que seguem ou podem seguir o mesmo método de ação. Assim, quando vemos o esquema:

| fonte de infecção | vias de transmissão → | novo hospedeiro |

podemos nos lembrar de que o controle das doenças infecciosas requer:
- medidas referentes à fonte de infecção;
- medidas referentes à via de transmissão;
- medidas referentes ao novo hospedeiro.

Quanto às doenças no trabalho, podemos sugerir o esquema:

| fonte de produção de insalubridade | meio ambiente → | trabalhador |

e lembrar que seu controle requer:
- medidas referentes à fonte de produção de insalubridade;
- medidas referentes ao meio ambiente;
- medidas referentes ao ambiente psicossocial e à organização do trabalho;
- medidas referentes ao trabalhador, família, comunidade, ambiente ecológico.

Conhecer as fontes produtoras de insalubridade é o primeiro passo para controlá-las. Comumente encontramos, no ambiente de trabalho, fontes produtoras de ruído, calor, gases, poeiras, fumaças, vapores tóxicos, radiação, além de fontes de infecção e distúrbios psicossociais e organizacionais, entre outras.

A prevenção e o controle de doenças no trabalho exigem:
- *Notificação compulsória* – o "Anexo 3" mostra as doenças que exigem notificação compulsória, entre elas as doenças relacionadas ao trabalho.
- *Correção da fonte produtora de insalubridade* – a higiene e segurança do trabalho estuda a forma como a insalubridade ocorre e propõe formas de corrigi-la. Exemplo: alterações no processo de produção de modo a não gerar substâncias tóxicas.
- *Isolamento ou enclausuramento da insalubridade, reorganização do trabalho.*
- *Uso de equipamentos de proteção individual (EPIs)* – os equipamentos de proteção individual, embora venham sendo utilizados, enclausuram o trabalhador e provocam desconforto. Devem, portanto, ser subs-

tituídos por técnicas mais adequadas, tais como a eliminação do agente insalubre pelo controle da sua fonte de produção.

As doenças relacionadas ao trabalho vêm sendo estudadas mais intensamente nos países industrializados. A epidemiologia tem importante papel no reconhecimento da relação entre o trabalho e as doenças por ele provocadas.

Sistema de vigilância epidemiológica (SVE)

Todos os conceitos apresentados anteriormente fundamentam a prática da epidemiologia por meio do sistema de vigilância epidemiológica (SVE).

O SVE é o conjunto de atividades que permitem *reunir a informação* indispensável para conhecer em todo momento a história natural da doença, *detectar* ou *prever* qualquer mudança que possa ocorrer devido a alterações nos fatores determinantes da doença ou agravo, com o fim de *recomendar* as medidas adequadas para a prevenção e o controle das enfermidades.

A finalidade do SVE é recomendar medidas de ação baseadas em dados objetivos, colhidos cientificamente, para serem aplicadas em curto, médio e longo prazos. As ações que propõe precisam ser eficientes para controlar ou prevenir o problema. Para ter condições de propor medidas de ação eficazes o SVE precisa cumprir suas *funções básicas*, que são:

- reunir toda a informação necessária atualizada;
- processar, analisar e interpretar os dados colhidos;
- fazer as recomendações adequadas, resultantes das funções anteriores, para realizar as ações de controle imediato ou a longo prazo;
- dependendo da estrutura, do grau de desenvolvimento e entrosamento do SVE, ele poderá assumir, com as unidades de saúde, funções de decisão e controle, ou seja, decidir sobre as ações a serem executadas pelas unidades básicas de saúde e coordenar a execução delas.

Para cumprir suas funções, o SVE realiza *atividades* como coleta de informação atualizada, processamento, análise e interpretação, recomendações e informes, e ações de controle.

Coleta de informação atualizada

A coleta deve ser precisa, completa, oportuna, recebida com regularidade e de continuidade desejável. Para essa atividade o SVE:
- seleciona os dados que deverão ser coletados;
- estabelece normas de periodicidade, ou seja, o intervalo de tempo em que os dados serão colhidos;
- identifica as fontes de informação onde os dados serão coletados;
- recebe as informações;
- realiza investigações complementares (coletas de dados que faltam);
- reúne dados para análise e interpretação do problema.

Os dados são coletados pelas unidades básicas, pelos serviços e profissionais de saúde e pela população. Esses dados podem ser:
- *Demográficos* – caracterizam a população em estudo: número de habitantes, grupos etários, condições de clima, de saneamento, de habitação e culturais.
- *De morbidade* – mostram a tendência das doenças na comunidade (incidência e prevalência) e seu comportamento quanto a sexo, grupo etário, profissão, estado civil, classe social, etc. A notificação de determinadas doenças é obrigatória por lei (ver "Anexo 3"). O profissional de saúde deve estar consciente da importância da notificação, de modo a não negligenciá-la. Os órgãos de saúde locais devem formar uma rede de notificação municipal. Assim, alguns serviços de saúde, como os hospitais, devem ser escolhidos como "sentinelas", com a função de informar rapidamente o atendimento a pacientes com determinadas doenças (exemplos: poliomielite, meningite, raiva).
- *De mortalidade* – dados obtidos por meio do preenchimento de certificado de óbito.
- *De notificação de epidemias* – a notificação precoce do aumento do número de casos é fundamental para as medidas de controle.
- *De notificação de agravos inusitados* – trata-se de informar a ocorrência de doença ou agravo de causa desconhecida, ou de causa conhecida, mas com comportamento não usual, como o surgimento de determinada doença em grupo de pessoas vacinadas ou em grupo de pessoas de faixa etária que normalmente não é acometida. Exemplo: poliomielite em adulto.

- *De laboratório* – muitas vezes doenças que não são notificadas pelo sistema formal de notificação de casos podem sê-lo pela notificação de resultados laboratoriais.
- *De farmácias* – o aumento no consumo de determinados medicamentos, como, por exemplo, de antidiarreicos, pode indicar, indiretamente, o aumento da incidência de determinada doença.
- *De imprensa* – pode ser fonte de informação de doença ou agravo à saúde, funcionando como importante auxiliar da vigilância epidemiológica.
- *De leigos* – a população em geral, escolas, sindicatos, associações podem notificar a ocorrência de doenças, prática esta que deve ser estimulada.

Processamento, análise e interpretação

Para realizar essa tarefa, o SVE:
- elabora tabelas e gráficos que mostram, de forma clara e acessível, os dados colhidos;
- calcula taxas específicas e estabelece razões e proporções, para mostrar, matematicamente, o que está acontecendo com a população em relação à doença;
- fixa padrões de comparação, ou seja, compara dados entre grupos de pessoas dentro de uma população ou entre populações diferentes;
- analisa a informação e compara-a com os padrões estabelecidos para sua devida interpretação e, assim, avalia, por exemplo, se a população está sendo acometida de surto, epidemia, endemia, etc.;
- redige e apresenta aos órgãos competentes interessados informes com dados, problemas identificados e interpretação.

Recomendações e informes

De posse das informações obtidas, o SVE deve passá-las a órgãos ou entidades de decisão superior, com a finalidade de descrever a situação encontrada e indicar medidas de controle.

Após a implantação das medidas, cabe-lhe também informar os resultados obtidos e a evolução do problema. De forma geral, é recomendada a elaboração de boletim semanal sobre a situação epidemiológica da população em estudo. Cabe ao SVE estabelecer e atualizar as normas e os procedimentos que lhe dizem respeito.

Ações de controle

O SVE deve proteger as populações suscetíveis, mediante programação de quimioprofilaxia, vacinação em massa em tempo curto, tratamento individualizado dos casos, além da vigilância do cumprimento das normas.

Tem, como vimos, função de informação, decisão e controle. Para isso é necessário conhecer a magnitude real dos problemas, as tendências, as variações e as mudanças da conduta epidemiológica das enfermidades e dos fatores que as condicionaram. De posse desses dados, poderá fazer previsões, detectar mudanças e situações anormais, além de realizar um conjunto de ações que integram um sistema, que são:

- detecção do fenômeno e geração de dados relativos a esse fenômeno;
- elaboração dos dados;
- interpretação epidemiológica dos dados;
- difusão dos resultados e recomendações.

O funcionamento do SVE será tão mais eficiente quanto melhor for:

- a coleta de dados básicos, isto é, se chegam a tempo, se estão atualizados e acessíveis;
- a especificidade dos dados, ou seja, que sejam oriundos da população de interesse e específicos da enfermidade em estudo;
- a avaliação das atividades de controle das enfermidades, que pode ser feita por meio do diagnóstico, da busca de casos, da vacinação, da quimioprofilaxia, do tratamento, do controle ambiental (água, excretos, alimentos, artrópodes e roedores);
- a capacidade de:
  - detectar o fenômeno e gerar dados a seu respeito, processá-los e analisá-los;
  - interpretar os resultados obtidos;
  - gerar informes e recomendações sobre ações de controle do fenômeno.

Características fundamentais de um SVE

Segundo Rouquayrol, um SVE deve ser:
- oportuno, a fim de detectar o problema no momento em que ele surge;
- aceitável por todas as pessoas que dele participam;
- representativo da opinião dos que dele participam;
- sensível, detectando os casos verdadeiros;
- específico, excluindo os falsos-positivos;
- simples, fácil de entender;
- flexível, adaptando-se facilmente a mudanças;
- capaz de prevenir, detectando e prevendo a ocorrência de epidemias;
- capaz de propor soluções, isto é, baseado em informações adequadas, respondendo aos problemas levantados e contribuindo para seu equacionamento;
- componente imprescindível para os programas de controle de doenças;
- parte integrante de todos os níveis institucionais (local, regional e central).

Concluindo, o SVE é uma cadeia contínua de atividades que repercutem umas sobre as outras – a informação gera medidas de controle, que modificam as condições epidemiológicas e os fatores determinantes, produzindo resultados que, por sua vez, geram novos dados e informações.

Em um sistema operacional eficiente não pode nem deve haver interrupção na cadeia. O SVE, na realidade, acontece em sintonia com a vigilância sanitária. Esse complexo é chamado de *vigilância à saúde*.

Desafios para a epidemiologia 7

Assim como todas as outras ciências relacionadas ao estudo do ser vivo e do meio ambiente, a epidemiologia vem enfrentando desafios advindos das alterações causadas por herança da transição epidemiológica, acelerada evolução demográfica, globalização e migração, doenças emergentes e reemergentes, multirresistência microbiana, entre outros.

As pessoas desfrutam de mais saúde e com isso a expectativa de vida aumentou. Os jovens se preocupam mais com sua carreira profissional e esperam oferecer melhores condições de vida para seus filhos, e, assim, têm menor número de filhos e migram para a região urbana, ou mesmo para outros países, em busca de trabalho ou melhores condições de vida. A globalização do capitalismo favorece a disseminação da indústria que produz objetos de consumo, altera a organização do trabalho, do modo de vida e hábito das populações, e incentiva a migração. Os objetivos para o milênio aparecem como um esforço globalizado para promover a equidade social e econômica. As consequências das mudanças climáticas se fazem perceber em diversas ocorrências no globo terrestre.

No atual contexto, a tarefa primordial da epidemiologia, hoje e num futuro próximo, consiste em:

▶ aderência a princípios éticos e morais baseados em valores, obrigações e qualidades adequados ao exercício da profissão e proteção dos usuários;
▶ adequação de seus princípios aos novos desafios;
▶ incorporação do conhecimento gerado por outras áreas e pertinentes ao desenvolvimento da epidemiologia;
▶ estudo da dinâmica do processo saúde–doença;
▶ estudo, monitoramento e avaliação das diversas etapas no tratamento e prevenção de doenças de causas desconhecidas, iatrogênicas, emergentes e reemergentes;

- grupos de risco para doenças crônico-degenerativas;
- transtornos mentais, dependência de álcool e drogas;
- estudo, monitoramento e avaliação das diversas etapas no tratamento e prevenção de doenças relacionadas ao trabalho, incluindo o ambiente onde é realizado e sua relação com o ambiente externo;
- estudo, monitoramento e avaliação das diversas etapas que envolvem o uso de tecnologia nos procedimentos clínicos;
- estudo, monitoramento e avaliação das diversas etapas de implementação de sistemas de atenção à saúde;
- estudo, monitoramento e avaliação da dinâmica e interrelacionamento das classes sociais e suas consequências; entre outros.

Resumindo, a epidemiologia tem como paradigma fornecer informação epidemiológica oportuna para subsidiar a estruturação de políticas e serviços de saúde, em atendimento ao seu compromisso social.

Anexo 1

Coeficientes e índices mais utilizados

Apresentam-se a seguir alguns modelos para a determinação dos principais coeficientes e índices mais utilizados em saúde pública.

▶ Coeficiente de mortalidade geral

$$CMG = \frac{\text{n}^{\underline{o}} \text{ total de óbitos registrados em certa área durante o ano}}{\text{população da mesma área ajustada para o meio do ano}} \times 1.000$$

▶ Coeficiente de mortalidade infantil

$$CMI = \frac{\text{n}^{\underline{o}} \text{ de óbitos de menores de 1 ano em certa área no ano considerado}}{\text{total de nascidos vivos nessa área no ano considerado}} \times 1.000$$

▶ Coeficiente de mortalidade neonatal

$$CMNN = \frac{\text{n}^{\underline{o}} \text{ de óbitos de menores de 28 dias em certa área no ano considerado}}{\text{total de nascidos vivos nessa área no ano considerado}} \times 1.000$$

▶ Coeficiente de mortalidade infantil tardia

$$CMIT = \frac{\text{n}^{\underline{o}} \text{ de óbitos de crianças de 28 dias a 11 meses em certa área}}{\text{total de nascidos vivos nessa área no ano considerado}} \times 1.000$$

▶ Coeficiente de mortalidade perinatal

$$CMNP = \frac{\text{n}^{\underline{o}} \text{ de óbitos fetais (28 semanas ou mais de gestação)} + \text{n}^{\underline{o}} \text{ de óbitos de recém-nascidos até 1 semana em determinada área}}{\text{total de nascidos vivos nessa área no ano considerado} + \text{natimortos}} \times 1.000$$

▶ Coeficiente de natimortalidade

$$CNM = \frac{n^{\circ} \text{ de óbitos fetais (28 semanas ou mais de gestação)}}{\text{total de nascidos vivos nessa área no ano considerado + natimortos}} \times 1.000$$

▶ Razão de mortalidade proporcional ou Índice de Swardop e Uemura

$$ISU = \frac{n^{\circ} \text{ de óbitos de pessoas com 50 anos de idade ou mais}}{n^{\circ} \text{ de óbitos total}} \times 100$$

▶ Índice de mortalidade infantil proporcional

$$IMIP = \frac{n^{\circ} \text{ de óbitos de crianças com menos de 1 ano de idade}}{n^{\circ} \text{ de óbitos total}} \times 100$$

▶ Coeficiente de letalidade

$$CL = \frac{n^{\circ} \text{ de óbitos por determinada doença em determinado período do tempo}}{n^{\circ} \text{ de casos dessa doença nesse mesmo período de tempo}} \times 100$$

▶ Coeficiente de mortalidade materna

$$CMM = \frac{n^{\circ} \text{ de mortes por causas puerperais ocorridas na população feminina de determinada área num determinado ano}}{n^{\circ} \text{ de nascimentos vivos ocorridos naquela área, naquele ano}} \times 1.000$$

▶ Coeficiente de natalidade geral

$$CNG = \frac{n^{\circ} \text{ de nascidos vivos em certa área em determinado ano}}{\text{população da área ajustada para o meio do ano}} \times 1.000$$

▶ Coeficiente de mortalidade por determinada doença

$$CMD = \frac{n^{\circ} \text{ de óbitos devidos a determinada causa ocorridos na população de determinada área num determinado ano}}{\text{população total ajustada para o meio do ano}} \times 100.000$$

▶ Coeficiente de incidência

$$CI = \frac{n^{\circ} \text{ de casos novos diagnosticados num determinado período em determinada área}}{n^{\circ} \text{ de pessoas expostas ao risco nesse período e nessa área}} \times 100.000$$

▶ Coeficiente de prevalência num período

$$CP = \frac{\text{n}^{\text{o}} \text{ de casos que existem num determinado período em determinada área}}{\text{n}^{\text{o}} \text{ de pessoas expostas ao risco nesse período e nessa área}} \times 100.000$$

▶ Coeficiente de ataque secundário

$$CAS = \frac{\text{n}^{\text{o}} \text{ de casos novos surgidos a partir de contato com o caso índice}}{\text{n}^{\text{o}} \text{ total de pessoas que tiveram contato com o caso índice}} \times 100$$

Anexo 2

Índices utilizados em saúde do trabalhador

- Índice de frequência de absenteísmo

$$\frac{\text{n}^{\underline{o}} \text{ de inícios de "baixas/ano"}}{\text{população em risco (n}^{\underline{o}} \text{ médio de empregados/ano)}}$$

- Índice de duração (dias) de absenteísmo

$$\frac{\text{n}^{\underline{o}} \text{ de dias de ausências/ano}}{\text{população em risco (n}^{\underline{o}} \text{ médio de empregados/ano)}}$$

- Índice de prevalência momentânea de absenteísmo

$$\frac{\text{n}^{\underline{o}} \text{ de trabalhadores ausentes em determinado dia}}{\text{população trabalhadora referente ao mesmo dia}} \times 100$$

- Índice de frequência (indivíduo) de absenteísmo

$$\frac{\text{n}^{\underline{o}} \text{ de empregados com uma ou mais "baixas/ano"}}{\text{população em risco (n}^{\underline{o}} \text{ médio de empregados/ano)}}$$

- Proporção de tempo perdido por absenteísmo

$$\frac{\text{n}^{\underline{o}} \text{ de dias (ou horas) de trabalho perdido em determinado período de tempo}}{\text{n}^{\underline{o}} \text{ programado de dias (ou horas) de trabalho no mesmo período de tempo}} \times 100$$

- Índice de frequência de acidente

$$\frac{\text{n}^{\underline{o}} \text{ total de acidentes}}{\text{n}^{\underline{o}} \text{ total de homens-hora}} \times 1.000.000$$

- Índice de incidência de acidente

$$\frac{\text{n}^{\underline{o}} \text{ total de acidentes}}{\text{n}^{\underline{o}} \text{ médio de pessoas expostas}} \times 1.000$$

- Índice de gravidade de acidentes

$$\frac{\text{n}^{\underline{o}} \text{ total de dias perdidos}}{\text{n}^{\underline{o}} \text{ total de homens-hora}} \times 1.000.000$$

Anexo 3

Secretaria de Vigilância em Saúde

Portaria nº 104, de 25 de janeiro de 2011

Define as terminologias adotadas em legislação nacional, conforme o disposto no Regulamento Sanitário Internacional 2005 (RSI 2005), a relação de doenças, agravos e eventos em saúde pública de notificação compulsória em todo o território nacional e estabelece fluxo, critérios, responsabilidades e atribuições aos profissionais e serviços de saúde.

O Ministro de Estado da Saúde, no uso das atribuições que lhe conferem os incisos I e II do parágrafo único do art. 87 da Constituição, e

Considerando os parágrafos 2º e 3º do artigo 6º da Lei nº 8.080, de 19 de setembro de 1990, que dispõe sobre as condições para promoção, proteção e recuperação da saúde, a organização e o funcionamento dos serviços correspondentes;

Considerando a Lei nº 10.778, de 24 de novembro de 2003, que estabelece a notificação compulsória, no território nacional, do caso de violência contra a mulher que for atendida nos serviços de saúde públicos ou privados;

Considerando o inciso I do artigo 8º do Decreto nº 78.231, de 12 de agosto de 1976, que regulamenta a Lei nº 6.259, de 30 de outubro de 1975, que dispõe sobre a organização das ações de vigilância epidemiológica sobre o Programa Nacional de Imunizações, estabelece normas relativas à notificação compulsória de doenças;

Considerando o Decreto Legislativo nº 395, de 9 de julho de 2009, que aprova o texto revisado do Regulamento Sanitário Internacional 2005, acordado na 58ª Assembleia Geral da Organização Mundial da Saúde, em 23 de maio de 2005;

Considerando o Regulamento Sanitário Internacional 2005, aprovado na 58ª Assembleia Geral, da Organização Mundial da Saúde, em 23 de maio de 2005;

Considerando a Portaria nº 2.259/GM/MS, de 23 de novembro de 2005, que estabelece o Glossário de Terminologia de Vigilância Epidemiológica no âmbito do Mercosul;

Considerando a Portaria nº 399/GM/MS, de 22 de fevereiro de 2006, que aprova e divulga as Diretrizes Operacionais do Pacto pela Saúde 2006 – Consolidação do SUS – com seus três componentes - Pacto pela Vida, em Defesa do SUS e de Gestão;

Considerando a Portaria nº 2.728/GM/MS, de 11 de novembro de 2009, que dispõe sobre a Rede Nacional de Atenção Integral à Saúde do Trabalhador (Renast);

Considerando a Portaria nº 3.252/GM/MS, de 22 de dezembro de 2009, que aprova as diretrizes para execução e financiamento das ações de Vigilância em Saúde pela União, Estados, Distrito Federal e Municípios; e

Considerando a necessidade de padronizar os procedimentos normativos relacionados à notificação compulsória e à vigilância em saúde no âmbito do SUS, resolve:

Art. 1º Definir as terminologias adotadas em legislação nacional, conforme o disposto no Regulamento Sanitário Internacional 2005 (RSI 2005).

I – Doença: significa uma enfermidade ou estado clínico, independentemente de origem ou fonte, que represente ou possa representar um dano significativo para os seres humanos;

II – Agravo: significa qualquer dano à integridade física, mental e social dos indivíduos provocado por circunstâncias nocivas, como acidentes, intoxicações, abuso de drogas, e lesões auto ou heteroinfligidas;

III – Evento: significa manifestação de doença ou uma ocorrência que apresente potencial para causar doença;

IV – Emergência de Saúde Pública de Importância Nacional (Espin): é um evento que apresente risco de propagação ou disseminação de doenças para mais de uma Unidade Federada – Estados e Distrito Federal – com priorização das doenças de notificação imediata e outros eventos de saúde pública, independentemente da natureza ou origem, depois de avaliação de risco, e que possa necessitar de resposta nacional imediata; e

V – Emergência de Saúde Pública de Importância Internacional (Espii): é evento extraordinário que constitui risco para a saúde pública de outros países por meio da propagação internacional de doenças e que potencialmente requerem uma resposta internacional coordenada.

Art. 2º Adotar, na forma do Anexo I a esta Portaria, a Lista de Notificação compulsória – LNC, referente às doenças, agravos e eventos de importância para a saúde pública de abrangência nacional em toda a rede de saúde, pública e privada.

Art. 3º As doenças e eventos constantes no Anexo I desta Portaria serão notificados e registrados no Sistema de informação de agravos de notificação (Sinan), obedecendo às normas e rotinas estabelecidas pela Secretaria de Vigilância em Saúde do Ministério da Saúde – SVS/MS.

§ 1º Os casos de malária na região da Amazônia Legal deverão ser registrados no Sistema de informação de vigilância epidemiológica – (Sivep) – Malária, sendo que na região extraamazônica deverão ser registrados no Sinan, conforme o disposto no *caput* deste artigo.

§ 2º Os casos de esquistossomose nas áreas endêmicas serão registrados no Sistema de Informação do Programa de vigilância e controle da esquistossomose (Sispce) e os casos de formas graves deverão ser registrados no Sinan, sendo que nas áreas não endêmicas, todos os casos devem ser registrados no Sinan, conforme o disposto no *caput* deste artigo.

Art. 4º Adotar, na forma do Anexo II desta Portaria, a Lista de notificação compulsória imediata (LNCI), referente às doenças, aos agravos e aos eventos de importância para a saúde pública de abrangência nacional em toda a rede de saúde, pública e privada.

§ 1º As doenças, os agravos e os eventos constantes do Anexo II a esta Portaria devem ser notificados às Secretarias Estaduais e Municipais de Saúde (SES e SMS) em, no máximo, 24 (vinte e quatro) horas a partir da suspeita inicial, e às SES e às SMS que também deverão informar imediatamente à SVS/MS.

§ 2º Diante de doenças ou eventos constantes no Anexo II a esta Portaria, deve-se aplicar a avaliação de risco de acordo com o Anexo II do RSI 2005, para classificação da situação como uma potencial Espin ou Espii.

Art. 5º A notificação imediata será realizada por telefone como meio de comunicação ao serviço de vigilância epidemiológica da SMS, cabendo a essa instituição disponibilizar e divulgar amplamente o número na rede de serviços de saúde, pública e privada.

§ 1º Na impossibilidade de comunicação à SMS, a notificação será realizada à SES, cabendo a esta instituição disponibilizar e divulgar amplamente o número aos Municípios de sua abrangência;

§ 2º Na impossibilidade de comunicação à SMS e à SES, principalmente nos finais de semana, feriados e período noturno, a notificação será realizada à SVS/MS por um dos seguintes meios:

I - disque notifica (0800-644-6645); ou

II - notificação eletrônica pelo e-mail (notifica@saude.gov.br) ou diretamente pelo sítio eletrônico da SVS/MS (www.saude.gov.br/svs).

§ 3º O serviço Disque Notifica da SVS/MS é de uso exclusivo dos profissionais de saúde para a realização das notificações imediatas.

§ 4º A notificação imediata realizada pelos meios de comunicação não isenta o profissional ou serviço de saúde de realizar o registro dessa notificação nos instrumentos estabelecidos.

§ 5º Os casos suspeitos ou confirmados da LNCI deverão ser registrados no Sinan no prazo máximo de 7 (sete) dias, a partir da data de notificação.

§ 6º A confirmação laboratorial de amostra de caso individual ou procedente de investigação de surto constante no Anexo II a esta Portaria deve ser notificada pelos laboratórios públicos (referência nacional, regional e laboratórios centrais de saúde pública) ou laboratórios privados de cada Unidade Federada.

Art. 6º Adotar, na forma do Anexo III a esta Portaria, a Lista de Notificação Compulsória em Unidades Sentinelas (LNCS).

Parágrafo único. As doenças e eventos constantes no Anexo III a esta Portaria devem ser registrados no Sinan, obedecendo às normas e rotinas estabelecidas para o Sistema.

Art. 7º A notificação compulsória é obrigatória a todos os profissionais de saúde: médicos, enfermeiros, odontólogos, médicos veterinários, biólogos, biomédicos, farmacêuticos e outros no exercício da profissão, bem como os responsáveis por organizações e estabelecimentos públicos e particulares de saúde e de ensino, em conformidade com os arts. 7º e 8º, da Lei nº 6.259, de 30 de outubro de 1975.

Art. 8º A definição de caso para cada doença, agravo e evento relacionados nos Anexos a esta Portaria, obedecerão à padronização definida no Guia de vigilância epidemiológica da SVS/MS.

Art. 9º É vedado aos gestores estaduais e municipais do SUS a exclusão de doenças, agravos e eventos constantes nos Anexos a esta Portaria.

Art. 10. É facultada a elaboração de listas estaduais ou municipais de notificação compulsória, no âmbito de sua competência e de acordo com perfil epidemiológico local.

Art. 11. As normas complementares relativas às doenças, agravos e eventos em saúde pública de notificação compulsória e demais disposições contidas nesta Portaria serão publicadas por ato específico do Secretário de vigilância em saúde.

Parágrafo único. As normas de vigilância das doenças, agravos e eventos constantes nos Anexos I, II e III serão regulamentadas no prazo de 90 (noventa) dias, contados a partir da publicação desta Portaria.

Art. 12. Esta Portaria entra em vigor na data de sua publicação.

Art. 13. Fica revogada a Portaria nº 2.472/GM/MS, de 31 de agosto de 2010, publicada no Diário Oficial da União (DOU) nº 168, Seção 1, páginas 50 e 51, de 1º de setembro de 2010.

ALEXANDRE ROCHA SANTOS PADILHA

ANEXO I - LISTA DE NOTIFICAÇÃO COMPULSÓRIA - LNC

1. Acidentes por animais peçonhentos;
2. Atendimento antirrábico;
3. Botulismo;
4. Carbúnculo ou antraz;
5. Cólera;
6. Coqueluche;
7. Dengue;
8. Difteria;

9. Doença de Creutzfeldt-Jakob;
10. Doença meningocócica e outras meningites;
11. Doenças de Chagas aguda;
12. Esquistossomose;
13. Eventos adversos pós-vacinação;
14. Febre amarela;
15. Febre do Nilo Ocidental;
16. Febre maculosa;
17. Febre tifóide;
18. Hanseníase;
19. Hantavirose;
20. Hepatites virais;
21. Infecção pelo vírus da imunodeficiência humana – HIV em gestantes e crianças expostas ao risco de transmissão vertical;
22. Influenza humana por novo subtipo;
23. Intoxicações exógenas (por substâncias químicas, incluindo agrotóxicos, gases tóxicos e metais pesados);
24. Leishmaniose tegumentar americana;
25. Leishmaniose visceral;
26. Leptospirose;
27. Malária;
28. Paralisia flácida aguda;
29. Peste;
30. Poliomielite;
31. Raiva humana;
32. Rubéola;
33. Sarampo;
34. Sífilis adquirida;
35. Sífilis congênita;
36. Sífilis em gestante;
37. Síndrome da Imunodeficiência Adquirida – AIDS;
38. Síndrome da rubéola congênita;
39. Síndrome do corrimento uretral masculino;
40. Síndrome respiratória aguda grave associada ao coronavírus (Sars-CoV);
41. Tétano;

42. Tuberculose;
43. Tularemia;
44. Varíola; e
45. Violência doméstica, sexual e/ou outras violências.

ANEXO II - LISTA DE NOTIFICAÇÃO COMPULSÓRIA IMEDIATA (LNCI)

I. Caso suspeito ou confirmado de:
  1. Botulismo;
  2. Carbúnculo ou antraz;
  3. Cólera;
  4. Dengue nas seguintes situações:
     - Dengue com complicações (DCC),
     - Síndrome do choque da dengue (SCD),
     - Febre hemorrágica da dengue (FHD),
     - Óbito por dengue
     - Dengue pelo sorotipo DENV 4 nos estados sem transmissão endêmica desse sorotipo;
  5. Doença de Chagas aguda;
  6. Doença conhecida sem circulação ou com circulação esporádica no território nacional que não constam no Anexo I desta Portaria, como: Rocio, Mayaro, Oropouche, Saint Louis, Ilhéus, Mormo, Encefalites Equinas do Leste, Oeste e Venezuelana, Chikungunya, Encefalite japonesa, entre outras;
  7. Febre amarela;
  8. Febre do Nilo Ocidental;
  9. Hantavirose;
  10. Influenza humana por novo subtipo;
  11. Peste;
  12. Poliomielite;
  13. Raiva humana;
  14. Sarampo;
  15. Rubéola;
  16. Síndrome respiratória aguda grave associada ao coronavírus (Sars-CoV);

17. Varíola;
18. Tularemia; e
19. Síndrome de rubéola congênita (SRC).

II. Surto ou agregação de casos ou óbitos por:
1. Difteria;
2. Doença meningocócica;
3. Doença transmitida por alimentos (DTA) em embarcações ou aeronaves;
4. Influenza humana;
5. Meningites virais;
6. Outros eventos de potencial relevância em saúde pública, após a avaliação de risco de acordo com o Anexo II do RSI 2005, destacando-se:
    - Alteração no padrão epidemiológico de doença conhecida, independentemente de constar no Anexo I desta Portaria;
    - Doença de origem desconhecida;
    - Exposição a contaminantes químicos;
    - Exposição à água para consumo humano fora dos padrões preconizados pela SVS;
    - Exposição ao ar contaminado, fora dos padrões preconizados pela Resolução do Conama;
    - Acidentes envolvendo radiações ionizantes e não ionizantes por fontes não controladas, por fontes utilizadas nas atividades industriais ou médicas e acidentes de transporte com produtos radioativos da classe 7 da ONU.
    - Desastres de origem natural ou antropogênica quando houver desalojados ou desabrigados;
    - Desastres de origem natural ou antropogênica quando houver comprometimento da capacidade de funcionamento e infraestrutura das unidades de saúde locais em consequência do evento.

III. Doença, morte ou evidência de animais com agente etiológico que podem acarretar a ocorrência de doenças em humanos, destaca-se entre outras classes de animais:
1. Primatas não humanos

2. Equinos
3. Aves
4. Morcegos – Raiva: morcego morto sem causa definida ou encontrado em situação não usual, tais como: voos diurnos, atividade alimentar diurna, incoordenação de movimentos, agressividade, contrações musculares, paralisias, encontrado durante o dia no chão ou em paredes.
5. Canídeos – Raiva: canídeos domésticos ou silvestres que apresentaram doença com sintomatologia neurológica e evoluíram para morte num período de até 10 dias ou confirmado laboratorialmente para raiva. Leishmaniose visceral: primeiro registro de canídeo doméstico em área indene, confirmado por meio da identificação laboratorial da espécie Leishmania chagasi.
6. Roedores silvestres – Peste: roedores silvestres mortos em áreas de focos naturais de peste.

ANEXO III - LISTA DE NOTIFICAÇÃO COMPULSÓRIA EM UNIDADES SENTINELAS (LNCS)

1. Acidente com exposição a material biológico relacionado ao trabalho;
2. Acidente de trabalho com mutilações;
3. Acidente de trabalho em crianças e adolescentes;
4. Acidente de trabalho fatal;
5. Câncer relacionado ao trabalho;
6. Dermatoses ocupacionais;
7. Distúrbios ostemusculares relacionados ao trabalho (Dort)
8. Influenza humana;
9. Perda auditiva induzida por ruído (Pair) relacionada ao trabalho;
10. Pneumoconioses relacionadas ao trabalho;
11. Pneumonias;
12. Rotavírus;
13. Toxoplasmose adquirida na gestação e congênita; e
14 Transtornos mentais relacionados ao trabalho.

Anexo 4

Fontes de informação

- Sistemas de informação do Ministério da Saúde
- Sistema de informações sobre mortalidade (SIM)
- Sistema de informações sobre nascidos vivos (Sinasc)
- Sistema de informações de agravos de notificação (Sinan).
- Sistema de informações hospitalares do SUS (SIH/SUS)
- Sistema de informações ambulatoriais do SUS (SIA/SUS)
- Cadastro nacional de estabelecimentos de saúde (CNES)
- Sistema de informações do programa nacional de imunização (SI-PNI)
- Sistema de informação de vigilância epidemiológica da Malária (Sivep - Malária)
- Sistemas de informações para a gestão do trabalho em saúde.
- Sistema de informações sobre orçamentos públicos em saúde (Siops)
- Sistema de informações de beneficiários (SIB)

OUTROS SISTEMAS DE INFORMAÇÕES DE ENTIDADES PÚBLICAS

- Sistema único de benefícios da previdência social (SUB)
- Cadastro nacional de informações sociais (CNIS)
- Sistema integrado de informações da educação superior (SIEdSup)
- Sistema integrado de administração financeira do Governo Federal (Siafi)
- Sistema integrado de dados orçamentários (Sidor)

CENSOS E PESQUISAS PROVENIENTES DO SISTEMA ESTATÍSTICO NACIONAL, OPERADOS PELO INSTITUTO BRASILEIRO DE GEOGRAFIA E ESTATÍSTICA (IBGE)

- Censo demográfico
- Contagem da população

- Estatísticas do registro civil
- Estimativas e projeções
- Sistema de contas nacionais
- Pesquisa nacional por amostra de domicílios (Pnad)
- Pesquisa sobre assistência médico-sanitária (AMS)
- Pesquisa de orçamentos familiares (POF)
- Pesquisa mensal de emprego (PME)

Outros censos e pesquisas

- Pesquisa nacional sobre demografia e saúde (PNDS)
- Estimativa da incidência de neoplasias malignas
- Inquérito de prevalência de aleitamento materno
- Inquéritos sobre saúde bucal
- Inquérito de prevalência de diabete melito
- Inquérito domiciliar sobre comportamentos de risco e morbidade referida de doenças e agravos não transmissíveis

Referências bibliográficas

ALMEIDA FILHO, N. & ROUQUAYROL, M. Z. *Introdução à epidemiologia moderna*. Salvador/Rio de Janeiro: APCE/Abrasco, 1990.

BERQUÓ, E. S. *et al. Bioestatística*. São Paulo: EPU, 2002.

FORATTINI, O. P. *Epidemiologia geral*. São Paulo: Edgard Blucher/Edusp, 1976.

MINISTÉRIO DA SAÚDE. Secretaria de Vigilância em Saúde, Departamento de Vigilância Epidemiológica. Guia de vigilância epidemiológica, 7ª ed., Brasília, 2009.

MINISTÉRIO DA SAÚDE. Secretaria de Vigilância *em Saúde. Curso Básico de Vigilância Epidemiológica*, Brasília, 2005.

JEKEL, J. F. *et al. Epidemiology, Biostatistics and Preventive Medicine*. 2ª ed. Philadelphia: Saunders, 2001.

LESER, W. *et al. Elementos de epidemiologia geral*. São Paulo/Rio de Janeiro: Atheneu, 1985.

MENDES, R. *A Atualidade de Ramazzini: 300 Anos Depois*. http://www.saudeetrabalho.com.br/textos-miscelania-6.htm, Acesso em 23/9/2013.

MONIZ, A. E. "Controle estatístico do ausentismo-doença". Em *SOS Saúde Ocupacional e Segurança*, XIII (1).

ORGANIZAÇÃO PAN-AMERICANA DA SAÚDE, Rede Interagencial de Informação para a Saúde – Ripsa. Indicadores básicos para a saúde no Brasil: conceitos e aplicações, 2ª ed. Brasília, 2008.

ROTHMAN, K. J. *Modern Epidemiology*. Boston: Little Brown, 1986.

SIGNORELLI, C. *Elementi di Metodologia Epidemiologica*. 5ª ed. Roma: Società Editrice Universo, 2001.

SNOW, J. "El cólera cerca de Golden Square, 1854". *El desafío de la epidemiología*, Publicación Científica 505, Washington: OPAS, 1988.

SOUNIS, E. *Epidemiologia geral e aplicada*. São Paulo/Rio de Janeiro/Curitiba: Editora da Universidade Federal do Paraná, 1985.

Índice geral

Ações de controle, 73

Agente infeccioso, 64

Anexo 1 – Coeficientes e índices mais utilizados, 77

Anexo 2 – Índices utilizados em saúde do trabalhador, 81

Anexo 3 – Secretaria de vigilância em saúde, 83

Anexo 4 – Fontes e informações, 93

Aplicação básica da epidemiologia, 41

Aplicação dos conceitos epidemiológicos, 63

Apresentação, 9

Avaliação de risco e proteção, 47

Características fundamentais de um SVE, 74

Causalidade, 32

Coleta de informação atualizada, 71

Comunidade, 22

Conceituando epidemiologia, 31

Controle das doenças, 68

Cultura, 25

Demografia, 20

Desafios para a epidemiologia, 75

Diversidade, 23

Doenças crônico-degenerativas (As), 14

Doenças de notificação compulsória no Estado de São Paulo, 87

Doenças de notificação compulsória no país, 81

Ecossistema (O), 17

Ecossistema antrópico e ecossistema natural, 26

Ecossistema produtor e ecossistema consumidor, 26

Energia, 18

Epidemiologia das doenças infecciosas, 64

Epidemiologia das doenças crônicas ou não infecciosas (e das doenças do trabalho), 67

Fatores relacionados com a população, 42
Fontes de infecção, 65
Graunt, Ramazzini, Farr e Snow, 11
História e evolução, 11
História natural da doença e da medicina preventiva, 33
Hospedeiro (O), 66
Iceberg da doença, 32
Informações de saúde ou medidas de saúde, 46
Método epidemiológico, 52
Métodos epidemiológicos, 49
Mudança nos padrões de mortalidade (A), 13
Níveis de prevenção da doença, 35
Nota do editor, 7
Paisagem, 24
Papel da estatística (O), 53
Portaria nº 104, de 21 de janeiro de 2011, 83
Processamento, análise e interpretação, 72
Processo saúde-doença (O), 31
Processos de transmissão, 67
Promoção da saúde, 39
Recomendações e informes, 72
Referências bibliográficas, 95
Relações e interações entre as espécies, 24
Sistema de vigilância epidemiológica (SVE), 70
Variáveis ou fatores populacionais, 41